Leben mit Herzerkrankungen

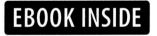

Die Zugangsinformationen zum eBook inside finden Sie
am Ende des Buchs.

Michael Stimpel

Leben mit Herzerkrankungen

Wenn die Seele mitleidet

Mit 11 Abbildungen und 3 Tabellen

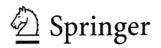 Springer

Prof. Dr. med. Michael Stimpel
Privatpraxis für Psychotherapie, Psychokardiologie und Gesundheitsgestaltung
Düsseldorf, Germany

ISBN 978-3-662-55989-5   ISBN 978-3-662-55990-1 (eBook)
https://doi.org/10.1007/978-3-662-55990-1

Die Deutsche Nationalbibliothek verzeichnet diese Publikation in der Deutschen Nationalbibliografie; detaillierte bibliografische Daten sind im Internet über http://dnb.d-nb.de abrufbar.

Springer
© Springer-Verlag GmbH Deutschland, ein Teil von Springer Nature 2018

Verantwortlich im Verlag: Monika Radecki
Umschlaggestaltung: deblik Berlin
Fotonachweis Umschlag: © Stillkost/Adobe Stock

Gedruckt auf säurefreiem und chlorfrei gebleichtem Papier

Springer ist ein Imprint der eingetragenen Gesellschaft Springer-Verlag GmbH, DE
und ist Teil von Springer Nature
Die Anschrift der Gesellschaft ist: Heidelberger Platz 3, 14197 Berlin, Germany

Vorwort

Liebe Leserin, lieber Leser,

ich freue mich über Ihr Interesse an diesem Buch, das zu schreiben mir eine «Herzens-angelegenheit» war.

Bereits während meiner kardiologischen Ausbildung konnte ich erfahren, dass viele Patienten trotz guter Versorgung ihrer körperlichen Probleme die Klinik mit Fragen, Sorgen oder Ängsten verließen. Natürlich bemühten wir uns in der Klinik, jeden Patienten über seine Erkrankung aufzuklären. Aber wie viel Zeit blieb dafür zur Verfügung? Und was hatte er von «unserer» Sprache überhaupt verstanden? Wie würden die Folgen der Krankheit sein zukünftiges Leben, seine Partnerschaft und seine beruflichen Tätigkeiten verändern?

Unbestritten ist, dass die körperbezogene (somatische) Medizin gerade in der kardiologischen Versorgung der Bevölkerung in den letzten Jahrzehnten rasante Fortschritte gemacht und so Menschen ein Überleben in früher aussichtslosen Situationen ermöglicht hat. Eine professionelle oder gar routinemäßig angebotene Hilfe für Herzpatienten und deren Angehörige zur Bewältigung psychologischer und sozialer Folgeprobleme in Deutschland ist jedoch noch eine Seltenheit. Viel zu wenig wird berücksichtigt, dass das Erleben einer Herzerkrankung und den damit vielfach einhergehenden Einschränkungen im täglichen Leben einen tiefen Einschnitt auch in das Seelenleben vieler Betroffener und deren Angehöriger bedeutet. Auch die Somatisierung psychischer Problematiken und deren Projektion auf das Herz – noch heute oft als «Herzneurose» lapidar abgetan – bedeutet eine enorme Einbuße an Lebensqualität und nicht selten den Einstieg in einen Teufelskreis, der eine Teilhabe am üblichen Gesellschafts- und Arbeitsleben immer schwerer oder unmöglich macht.

Die relative junge Disziplin «Psychokardiologie» bzw. «psychosoziale Kardiologie» hat sich auf den Weg gemacht, psychische und soziale Faktoren als Ursache und Folge von Herzerkrankungen zu erforschen, wissenschaftliche Erkenntnisse und vorhandene Erfahrungen in die Patientenbetreuung routinemäßig einzubeziehen, Psychologen und Ärzte zu sensibilisieren und speziell zu schulen und so das bisherige Krankheitsverständnis kardiologischer Erkrankungen zu einer ganzheitlichen Herzmedizin weiterzuentwickeln. Übergeordnetes Ziel der Psychokardiologie ist es, Hilfestellung zu leisten, wenn Probleme oder Erkrankungen des Herzens nicht nur die körperliche, sondern auch die psychosoziale Lebensqualität einschränken – sei es durch Aufklärung, Beratung oder fachspezifische Psychotherapie.

Das vorliegende Buch ist also ein kleiner Beitrag zur Psychokardiologie, mit dem ich Ihnen, liebe Leserin, lieber Leser, vorrangig «Ihr Herz öffnen» und Sie empfänglich machen möchte für die Wahrnehmung, dass keine körperliche Erkrankung das Seelen-leben unberührt lässt und dass umgekehrt Stress, Sorgen, Ängste und anhaltende Niedergeschlagenheit den Boden für eine körperliche Erkrankung liefern können. Eine Brücke zu dieser Erkenntnis zu bauen, fällt Ihnen beim Herzen möglicherweise leichter, denn bereits umgangssprachlich gibt es kein anderes Organ des menschlichen Körpers, welches so häufig mit dem Seelenleben in Verbindung gebracht wird: Redewendungen wie «es bricht mir das Herz», «mir stockt das Herz», oder «mir rutscht das Herz in die Hose» seien hier nur als einige wenige Beispiele zitiert – ganz bestimmt kennen Sie noch weitere!

Ich bin davon überzeugt, dass fehlende oder ungenügende Aufklärung über das kardio-logische Grundleiden bei Betroffenen und Angehörigen eine aktive Krankheitsbewäl-tigung verhindert, Unsicherheiten und Ungewissheiten hinterlässt und so den Boden bereitet, dauerhafte psychische und soziale Probleme zu entwickeln. Aus dieser Erfah-rung heraus habe ich dieses Buch in erster Linie für Herzpatienten und deren Angehö-rige geschrieben und mich im ersten Teil bemüht, das Herz-Kreislauf-System, seine Erkrankungen und Behandlungsmöglichkeiten verständlich darzustellen und zu erläu-tern, wie Sinneseindrücke, Gefühle und Gedanken in körperliche Reaktionen übersetzt werden. Dieser Teil enthält aber auch Anregungen und Empfehlungen, um einer Herz-erkrankung vorzubeugen oder aber zu verhindern, dass sich bereits vorhandene Schäden weiter verschlechtern.

Meinem Hauptanliegen ist der zweite Teil des Buches gewidmet: Ihnen Anregungen und Möglichkeiten zu vermitteln, wie Sie seelische und soziale Bitternisse im Gefolge einer Herzerkrankung mit Ihren eigenen, gesunden Ressourcen und unter Einbeziehung Ihres sozialen Umfeldes überwinden und neue Lebensqualität erobern können und – wenn Ihnen das nicht allein gelingt – wie, wann und wo Sie oder Ihre Angehörigen psycholo-gische Hilfe suchen sollten.

Mein Buch wendet sich aber auch an Ärzte, Pflegekräfte, Physiotherapeuten und Sozial-arbeiter, in der Hoffnung, auch ihr Herz für eine «ganzheitliche» Herzmedizin zu öffnen und sie zu motivieren, verständliche Aufklärung, menschliche Zuwendung und – falls erforderlich – psychologische Betreuung in ein modernes Therapiekonzept miteinfließen zu lassen.

Es ist einer Handvoll ärztlicher und psychologischer Kollegen zu verdanken, dass sie die Psychokardiologie als neue Fachdisziplin mit zunehmender Akzeptanz etabliert und wissenschaftlich durch eine Vielzahl international publizierter Beiträge ergänzt haben. Es ist mir daher ein besonderes Anliegen, sowohl den Kollegen (in alphabetischer Reihen-folge) Herrn Prof. Dr. med. Christian Albus (Universität zu Köln), Herrn Prof. Dr. med. Christoph Herrmann-Lingen (Universität Göttingen), Herrn Prof. Dr. Jochen Jordan (ehem. Kerckhoff-Klinik, Bad Nauheim), Herrn Prof. Dr. Karl-Heinz Ladwig (Helmholtz Zentrum München) und Herrn Prof. Dr. med. Volker Köllner (Reha-Zentrum Seehof, Teltow) als auch allen nicht namentlich genannten Psychokardiologen der «ersten Stunde» für ihr großes Engagement zu danken, von dem auch ich als Autor dieses psychokardiologischen Ratgebers profitiert habe.

Wenn dieses Buch nunmehr vor Ihnen liegt, so war mein Beitrag daran nur die Erstellung des Manuskriptes. Dass aus diesem ein Buch wurde, ist jenen Mitarbeiterinnen und Mitarbeitern des Springer-Verlages zu verdanken, die an seinem Entstehungsprozess beteiligt waren. Mein besonderer Dank gilt dabei Frau Monika Radecki und Frau Hiltrud Wilbertz sowie deren externer Lektorin Frau Heidrun Schoeler für ihre stets professionelle Betreuung und Zusammenarbeit, die mir zu jedem Zeitpunkt eine große Freude war.

Abschließend noch eine Anmerkung: Auch wenn ich auf die gleichzeitige Verwendung männlicher und weiblicher Sprachformen in diesem Buch verzichtet habe, so geschah dies nicht aus «politischer Inkorrektheit», sondern in dem Bemühen, das Lesen des Textes zu erleichtern.

Michael Stimpel
Düsseldorf, im Frühjahr 2018

Inhaltsverzeichnis

II Seelische Folgen erkennen und (be)handeln

Über den Autor

Prof. Dr. med. Michael Stimpel ist ärztlicher Psychotherapeut, Professor für Innere Medizin (Universität zu Köln) und Dozent am Saarländischen Institut zur Aus- und Weiterbildung in Psychotherapie (SIAP). Nach fast 20-jähriger Tätigkeit als Ärztlicher Direktor und Chefarzt an verschiedenen Akut- und Rehakliniken (u. a. für Psychosomatik) arbeitet er seit 2017 als Psychokardiologe, Coach und Gesundheitstrainer in eigener Praxis in Düsseldorf.

Psychokardiologie: Teil einer ganzheitlichen Herzmedizin

© Springer-Verlag GmbH Deutschland, ein Teil von Springer Nature 2018
M. Stimpel, *Leben mit Herzerkrankungen*
https://doi.org/10.1007/978-3-662-55990-1_1

1

Psychokardiologie als Teil einer ganzheitlichen Herzmedizin

Die Psychokardiologie – auch bezeichnet als psychosoziale Kardiologie – ist eine relativ neue Disziplin und trägt der klinischen und zunehmenden wissenschaftlichen Erkenntnis Rechnung, dass Herzerkrankungen und ihre Entstehung nicht nur auf körperliche Aspekte zu beschränken sind, sondern teils erhebliche Auswirkungen auf das seelische Befinden und das soziale Verhalten von betroffenen Patienten und deren Angehörigen nach sich ziehen können. Aber auch für die Entstehung von tatsächlichen oder nur vermuteten Herzerkrankungen durch seelische oder soziale Konfliktlagen wie dauerhaft erlebten Stress, Existenzängste oder Depressionen gilt die wissenschaftliche Datenlage als gesichert. Die Psychokardiologie entspricht daher einem integrativen, «ganzheitlichen» Medizinverständnis, welches Körper, Seele und Sozialverhalten nicht als voneinander unabhängige, sondern als sich gegenseitig beeinflussende Faktoren betrachtet, die für den Erhalt der Gesundheit oder deren Wiederherstellung zu berücksichtigen sind. Dieses bio-psycho-soziale Grundverständnis, wie es in Fachkreisen bezeichnet wird, überträgt die Psychokardiologie auf die Entstehung, Therapie und subjektive Bewältigung von Herzerkrankungen. Psychokardiologie ist somit Teil einer «ganzheitlichen» Herzmedizin, die konzeptionell bislang nur an wenigen Kliniken existiert und trotz ihrer immensen Bedeutung für Vorsorge, Gesundungsprozess und Wirtschaftlichkeit kaum angemessen gewürdigt wird (◘ Abb. 1.1).

Psychokardiologische Inhalte

Entgegen vieler Vorurteile – auch und gerade in kardiologischen Fachkreisen – bedeutet eine psychokardiologische Betreuung keineswegs, dass jeder Herzpatient psychotherapiert werden

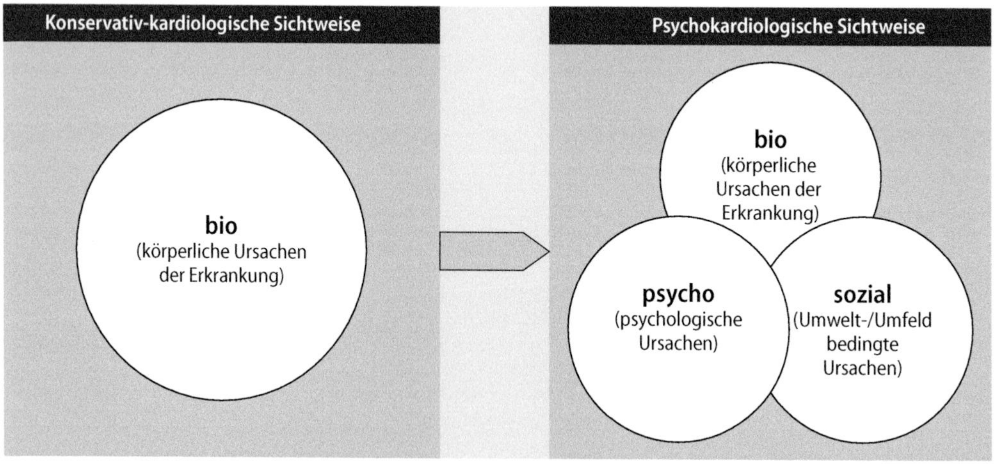

◘ Abb. 1.1 Ursachen kardialer Erkrankungen aus «traditionell» kardiologischer (links) und aus psychokardiologischer Sicht (rechts)

muss. Aber die psychokardiologische Betreuung bietet eine professionelle Hilfe an, bei allzu natürlichen Ängsten oder anderen seelischen Nöten Wege aufzuzeigen, um vor, mit oder nach einer Herzerkrankung besser mit veränderten Lebenssituationen «klarzukommen» und zu lernen, wie die individuelle Lebensqualität verbessert werden kann. Psychokardiologische Betreuung bedeutet empathische und verständnisvolle Hinwendung zum Patienten und seinen Angehörigen, sachliche Aufklärung über die Erkrankung, ihre möglichen Ursachen und ihren Zusammenhang zum jeweiligen seelischen Befinden, Förderung von aktiver Krankheitsbewältigung und – falls notwendig – eine psychotherapeutische Betreuung. Gefordert sind aber nicht nur psychokardiologisch geschulte Psychotherapeuten und Ärzte, sondern alle am Gesundungsprozess eines Herzpatienten beteiligten Berufsgruppen. Eine besondere Verantwortung kommt hierbei den Hausärzten zu, von denen mittlerweile viele in psychosomatischer Grundversorgung weitergebildet sind; für die meisten Patienten sind sie eine wichtige Anlaufstelle nach einem akuten kardialen Ereignis.

Aber auch Sie, als Herzpatient, tragen Eigenverantwortung für sich und Ihre Gesundheit. Psychokardiologische Betreuung kann nur dann erfolgreich sein, wenn Sie belastende Gefühle nach einer erlebten oder diagnostizierten Herzerkrankung – vielleicht aus Scham? – nicht «hinunterschlucken», sondern sich zu ihnen bekennen und sich aktiv um Hilfe bemühen. Hilfreich ist es auch, sich um medizinische Grundkenntnisse zu bemühen: Sie verhindern Missverständnisse in der Kommunikation mit dem Arzt, ermöglichen Ihnen eine realistische Einschätzung der Erkrankung und ihrer Folgen und beugen so möglicherweise nicht angemessenen Spekulationen vor, die stets die Gefahr beinhalten, zu banalisieren, zu verdrängen oder zu katastrophisieren. Da mir bewusst ist, dass das Wissen selbst über die wichtigsten Körperorgane und -funktionen bei den meisten medizinisch nicht geschulten Menschen leider nur in geringem Maße vorhanden ist, würde es mich freuen, wenn Sie sich in den folgenden Kapiteln mit Ihrem Herzen ein wenig vertrauter machten.

Sie, liebe Leserin, lieber Leser, besitzen bereits gute medizinische Kenntnisse? Ihr Hausarzt oder Kardiologe hat Sie über Ihre Herzerkrankung und deren Konsequenzen für den Alltag in verständlichen Worten aufgeklärt? Dann können Sie gern den ersten Teil des Buches überspringen oder aber gezielt nachlesen, falls Ihnen vielleicht doch noch etwas unklar geblieben ist.

Psychokardiologische
Eigenverantwortung

Das Herz und seine Erkrankungen

Inhaltsverzeichnis

Das Herz-Kreislauf-System

© Springer-Verlag GmbH Deutschland, ein Teil von Springer Nature 2018
M. Stimpel, *Leben mit Herzerkrankungen*
https://doi.org/10.1007/978-3-662-55990-1_2

Herz-Kreislauf-System – eine
«Black Box?»

Für die meisten medizinisch nicht geschulten Menschen ist der eigene Körper in vielerlei Hinsicht eine «Black Box»: «Alles Medizinische» ist ihnen äußerst fremd! Wer macht sich schon Gedanken darüber, wie und warum dieser wunderbare Organismus weitgehend ohne Störungen funktioniert? Wer zeigt Interesse oder gar Faszination für sein Herz, das ohne eigenes Zutun schneller schlägt, wenn der Körper vermehrt Sauerstoff anfordert, und sich anschließend wieder beruhigt, wenn die Aufgaben erledigt sind? Eingebunden in ein geschlossenes Kreislaufsystem aus Arterien (Schlagadern) und Venen, ist das Herz ein Hochleistungsorgan, dessen störungsfreies Arbeiten Voraussetzung für die Lebensfähigkeit eines Menschen ist. Aufmerksamkeit erhält das Herz häufig erst, wenn es tatsächlich oder vermeintlich erkrankt. Aber auch dann muss ich oft erfahren, dass angemessene Kenntnisse bei den Betroffenen kaum vorhanden sind. Fehlendes oder «halbes» Wissen sind jedoch ein fruchtbarer Nährboden für negativ eingefärbte Spekulationen und Fehleinschätzungen, die Sorgen, Angst und depressive Entwicklungen unnötigerweise fördern.

Sollten auch Sie, lieber Leser, die Bedienung Ihres Computers, Autos oder anderer Gegenstände des alltäglichen Lebens besser verstehen als die wichtigsten Funktionen ihres Herz-Kreislauf-Systems, so lade ich Sie zum Lesen der nachfolgenden Seiten ein.

2.1   Das Herz, ein Hochleistungsorgan

Anatomie des Herzens

Das Herz sorgt für den Blutfluss im Körper. Strukturell betrachtet, ist es ein Hohlmuskel, der vier als «Herzkammern» bezeichnete Hohlräume auskleidet, die sich jeweils mit Vorkammer (Vorhof, Atrium) und Hauptkammer (Herzkammer, Ventrikel) auf zwei, durch eine Muskelwand (Septum) getrennte Hälften verteilen (◘ Abb. 2.1). Aufgrund der anatomischen Lage spricht man gelegentlich auch von einem rechten und einem linken Herzen. Lassen Sie sich aber nicht verwirren: selbstverständlich hat jeder Mensch nur ein Herz, dessen Hälften jedoch für die Blutverteilung in die oben beschriebenen Versorgungsgebiete verantwortlich sind und so über zwei unterschiedliche «Hauptaufgabenbereiche» verfügen.

Die Herzleistung passt sich
dem Bedarf an

Im Inneren der Vorhöfe und Ventrikel sammelt sich das Blut im erschlafften Zustand (Diastole) und wird nachfolgend durch Anspannung (Systole) in die entsprechenden nachgeschalteten Versorgungsgebiete gepumpt. Dabei muss der linke Ventrikel wesentlich mehr Druck aufbauen, da der Organismus ständig nach Sauerstoff (und Nährstoffen) «schreit», um seinen jeweiligen

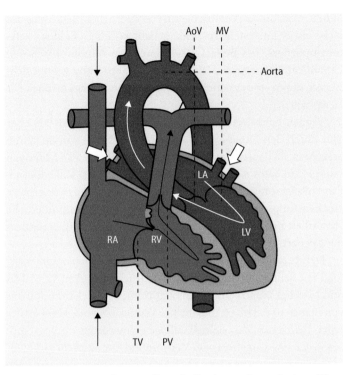

◘ Abb. 2.1 Schematische Darstellung der Herzinnenseite sowie der zuführenden (Venen) und vom Herzen abgehenden Blutgefäße (Arterien). Sauerstoffreiches Blut (*rot, weiße Pfeile*) fließt über die Lungenvenen zum linken Vorhof (*LA*), passiert die Mitralklappe (*MV*) und wird von der linken Herzkammer (*LV*) durch die Aortenklappe (*AoV*) in die Hauptschlagader (*Aorta*) und weiter in den Körper gepumpt. «Verbrauchtes», sauerstoffarmes Blut (*blau, blaue Pfeile*) mündet über die untere und obere Hohlvene in den rechten Vorhof (*RA*), passiert die Trikuspidalklappe (*TV*) und wird von der rechten Herzkammer (*LV*) zur Kohlendioxidabgabe und zur Sauerstoffaufnahme durch die Pulmonalklappe (*PV*) in den kleinen (Lungen-) Kreislauf transportiert. (Adaptiert nach Blum et al. 2016)

Funktionen nachkommen zu können. Schlafen wir, ist der Sauerstoffbedarf vor allem in der Skelettmuskulatur geringer; steigen wir dagegen Treppen oder treiben Sport, so wird dort wesentlich mehr Sauerstoff benötigt. Körperliche Bewegung, insbesondere Ausdauersport, trainiert nicht nur die Körpermuskulatur, sondern auch das Herz: Es passt seine Muskulatur, seinen Stoffwechsel und somit seine Effektivität an. Während das Herz bei Gesunden, jedoch sportlich nicht trainierten Menschen unter Ruhebedingungen ca. 60- bis 80-mal pro Minute schlägt, benötigt das Herz eines austrainierten Leistungssportlers nur 40 oder weniger Schläge, um den Körper in Ruhe ausreichend mit Blut zu versorgen. Während bereits das untrainierte Herz unter Ruhebedingungen etwa fünf Liter Blut pro Minute in den Körper pumpt und dieses Volumen unter körperlicher Belastung auf mehr als 20 Liter steigern kann, schafft es das Herz eines Leistungssportlers, bei Bedarf 30–40 Liter pro Minute durch den Organismus zu «jagen». Diese Leistungsanpassung gelingt dem Herzen durch eine Erhöhung sowohl des Blutdruckes als auch der Herzfrequenz.

10.000 Liter Blut täglich

Täglich befördert das «Durchschnittsherz» fast 10.000 Liter Blut durch den Organismus. Auf eine Lebenszeit von 80 Jahren berechnet, bedeutet das ein Pumpvolumen von 300 Millionen Litern. Und dafür muss das Herz ca. 3–4 Milliarden Mal schlagen. Das Herz ist somit ein extrem anpassungsfähiges und trainierbares Hochleistungsorgan. Wundert es da, dass die kontinuierliche Herzarbeit bis zu 10 % des gesamten täglichen Energieumsatzes des Körpers benötigt?

Rückfluss des Blutes zum Herzen und Sauerstoffaufnahme in den Lungen

Der Rückfluss des venösen Blutes ist wesentlich langsamer, erfolgt mit deutlich geringerem (Rest-) Druck des linken Ventrikels und benötigt zusätzlich die Unterstützung der Skelettmuskulatur von Beinen und Armen, intakte, wie Ventile wirkende Klappen der tiefen Beinvenen, den atemabhängigen Unterdruck im Brustkorb sowie den «Ansaugeffekt» der Vorhöfe und Kammern in ihrer Füllungsphase. Dieser venöse Anteil des großen Kreislaufes wird auch als Niederdrucksystem bezeichnet, in dem sich der bei weitem größte Anteil des gesamten Blutvolumens befindet. Das «rechte Herz» (Vorhof und Ventrikel, ◙ Abb. 2.1) muss selbstverständlich auch Druck aufbauen, um das Blut zum Gasaustausch in die Lungen zu pumpen, doch ist dessen Arbeitslast im Vergleich zum linken Anteil des Herzens deutlich geringer. Dieser unterschiedlichen Lastenverteilung ist es geschuldet, dass der linke Ventrikel deutlich kräftiger ausgeprägt ist als der rechte.

Herzklappen: Ventile des Herzens

Damit die gewaltige Herzarbeit aber nicht sinnlos ist, darf der Blutfluss nur in eine Richtung verlaufen. Hierfür sorgen vier Herzklappen, die wie Ventile funktionieren. In einem harmonischen Spiel von Klappenschluss und -öffnung ergänzen sie sich gegenseitig in ihrer Arbeit und tragen so zu einem koordinierten Ablauf der zeitlich versetzten An- und Entspannung von Vorhöfen und Herzkammern bei. Anatomisch befinden sich die Herzklappen zwischen den Vorhöfen und den Ventrikeln sowie zwischen den Ventrikeln und den nachgeschalteten Kreisläufen (◙ Abb. 2.1). Damit der Bluttransport ungestört in nur eine Richtung erfolgen kann, sind intakte Herzklappen unabdingbar: Sind sie undicht, fließt Blut in den vorgeschalteten Anteil zurück, sind sie zu eng, müssen die Ventrikel mehr Druck aufbauen, um genügend Blut in den Körper zu pumpen, wodurch sie dauerhaft überfordert werden.

Das Herz ist aber nicht «nur» ein Hohlmuskel, sondern auch ein Organ, das Hormone (Botenstoffe) freisetzen und sich so selber in begrenztem Maße gegen eine Volumenüberlastung schützen kann. Dies ist nötig, wenn es akut oder dauerhaft nicht in der Lage ist, das Blut bedarfsgerecht weiterzubefördern. In diesem Fall verbleibt in der Anspannungsphase des Herzens mehr Blut als üblich in den Herzkammern, sodass die Restmenge zusammen mit dem nachfließenden Blut die Herzkammern überdehnt. Es ist dieser Dehnungsreiz, der die Vorhöfe und Herzkammern veranlasst, die Hormone ANP (atriales natriuretisches Peptid) und BNP («brain natriuretic peptide») ins Blut freizusetzen und mit ihrer Hilfe Entlastung durch Nieren und Blutgefäße anzufordern. Dies erfolgt zum einen durch eine Weitstellung der Blutgefäße, sodass Blutfluss und Widerstand abnehmen (Vor- und Nachlastsenkung). Zum anderen verringern die Nieren das Blutvolumen, indem sie vermehrt wasserbindendes Salz (Natrium) ausscheiden und die Urinproduktion steigern. Beide Mechanismen entlasten das Herz in seiner Pumpfunktion, verlieren aber mit nachlassender Herzleistung trotz vermehrter Freisetzung der Herzhormone ihre Wirksamkeit. Insbesondere die Höhe des BNP-Blutspiegels korreliert mit der Schädigung der Herzmuskulatur und wird daher zur Diagnostik der chronischen Herzinsuffizienz genutzt. Je höher das BNP, desto schwerer die Herzinsuffizienz.

Es wurde schon erwähnt: Das Herz ist – bezogen auf die Blutzufuhr – ein Selbstversorger! Sein Sauerstoffbedarf ist gewaltig und erfolgt über die zwei Herzkranzgefäße, die – wie wir uns erinnern – der Hauptschlagader kurz nach ihrem Austritt aus dem linken Ventrikel entspringen, sich auf dem Herzmuskel auflagern und ihn durch kleine Äste «durchdringen». Von ihrem Hauptstamm verzweigt sich die linke Koronararterie in zwei kräftige Arme, weswegen auch von «drei» Koronararterien gesprochen wird. Die Koronararterien können ihren Blutfluss um das Fünffache steigern und daher den Herzmuskel auch bei körperlicher Anstrengung mit ausreichend Sauerstoff versorgen.

> Das Herz hilft sich selbst

> Das Herz versorgt sich selbst

2.1.1 Herzrhythmus: Warum das Herz weiß, wie schnell es schlagen muss

Woher aber weiß das Herz, wie schnell oder langsam es schlagen muss, und wieso «schlägt» es überhaupt? Beginnen wir mit dem letzten Teil der Frage: Das Herz besteht aus Muskelfasern, die in ihrer Gesamtheit den Herzmuskel bilden. Grundsätzlich verfügt jede Herzmuskelzelle über die Fähigkeiten, elektrische Impulse zu

> Das Herz ist ein Elektromotor

bilden und diese weiterzuleiten sowie auf einen elektrischen Impuls mit einer Anspannung (mechanisch) zu reagieren (Kontraktion). Da alle Muskelzellen im Herzen miteinander verbunden sind, können sie als Gesamtheit – einem «elektromagnetischen Feld» ähnlich – auf einen einzelnen Impuls reagieren und so das Herz zu einer Kontraktion befähigen. Damit nicht jede Muskelzelle «ihr Ding macht» und nicht nach Belieben Kontraktionen auslösen kann, müssen Reizbildung und -leitung koordiniert ablaufen. Ein Teil der Herzmuskelzellen ist daher «spezialisiert» und exklusiv für Reizbildung und -leitung zuständig.

Das autonome Nervensystem steuert die Herzaktivität

Taktgeber und damit «oberstes» Reizbildungszentrum ist der Sinusknoten (◼ Abb. 2.2), der seinen elektrischen Impuls rhythmisch und unter Ruhebedingungen mit einer Frequenz von etwa 60–80/min abgibt und am oberen Pol des rechten Vorhofes lokalisiert ist. Seine Aktivität erfolgt «selbstständig» (autonom) und unterliegt somit nicht unserer willentlichen Beeinflussung, sondern der Steuerung durch das unbewusste (autonome oder vegetative) Nervensystem, welches über eine Vielzahl von Regelkreisen kontinuierlich über den Sauerstoff- bzw. Blutbedarf des Organismus informiert wird. Das autonome Nervensystem kann somit entscheiden, ob der Sinusknoten das Herz beschleunigen oder verlangsamen, die Pumpmenge also vergrößern oder – wenn es

◼ **Abb. 2.2**   Reizleitungssystem, Ablauf der Reizleitung und Korrelation mit dem EKG: Sinusknoten (*SN*) → AV-Knoten (*AVN*) → HIS-Bündel (*HIS*) → Tawara-Schenkel → Purkinje-Fasern (*PF*). (Adaptiert nach Steffel u. Lüscher 2014)

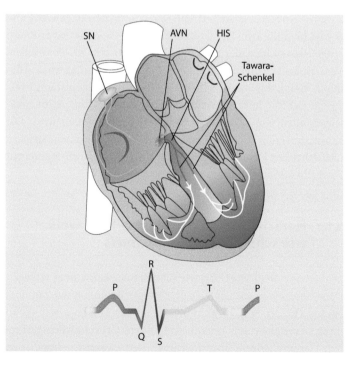

«nichts Besonderes zu tun» gibt – verkleinern soll. Des Weiteren werden ihm auch von höheren Gehirnstrukturen wahrgenommene und verarbeitete Eindrücke und Gefühle so zugespielt, dass es körperliche Funktionen wie beispielsweise den Sinusknoten beeinflussen kann.

Aktivierungen werden dabei über den sympathischen Strang, dämpfende Einflüsse dagegen über den parasympathischen Strang des autonomen Nervensystems vermittelt und durch Botenstoffe (Hormone) an die Zielstrukturen übertragen. Angst beispielsweise, kann daher zu einem beschleunigten Herzschlag und vielen anderen Körperreaktionen führen …

Sympathikus, Parasympthikus

Das Reizleitungssystem beginnt also im Sinusknoten und durchzieht das Herz von oben nach unten. Da Herzkammern und Vorhöfe elektrisch voneinander getrennt sind, breiten sich die Nervenfasern des Herzens zunächst in den Vorhöfen aus, bevor sie im sog. AV-Knoten gebündelt werden und danach über das sog. His-Bündel im Septum des Herzens weiterziehen, um sich schließlich in den rechten und linken Tawara-Schenkel – letzterer besteht aus zwei Armen – aufzuteilen und als sog. Purkinje-Fäden die Muskulatur des rechten bzw. des linken Ventrikels zu durchziehen (☐ Abb. 2.2). Die jeweiligen Abschnitte des Reizleitungssystems wurden – wie früher üblich – nach jenen Wissenschaftlern benannt, die sie entdeckt bzw. als Erste beschrieben haben, also His, Purkinje und Tawara. Der atrioventrikuläre Knoten (AV-Knoten) ist nicht nur von besonderer Bedeutung, weil nur hier die Nervenfasern von den Vorhöfen zu den Herzkammern übertreten, sondern auch aufgrund seiner wichtigen «Wächterfunktion», die es ihm erlaubt, vom Vorhof eingehende Impulse nur bis zu einer bestimmten Frequenz passieren zu lassen. Warum ist das bedeutsam? Schnelle Herzrhythmusstörungen des Vorhofes, wie Vorhofflimmern oder -flattern, würden ohne diese Fähigkeit des AV-Knotens ungefiltert an die Herzkammern weitergeleitet werden. Die Folge wäre eine Kammerflimmern oder -flattern, was im Hinblick auf den Blutfluss einem Herzstillstand entspräche …

Elektrische Reizleitung im Herzen

Zusammenfassend wird also ein vom Sinusknoten gebildeter, elektrischer Impuls über das Reizleitungssystem auf die Muskelfasern des Herzens übertragen, welche dann eine nacheinander und koordiniert ablaufende Kontraktion zunächst der Vorhöfe und anschließend, nach Passage des AV-Knotens, der beiden Herzkammern auslösen. Dieser Erregungsablauf erfolgt im gesunden Herzen rhythmisch und – vom Sinusknoten aus betrachtet – streng hierarchisch «von oben (Sinusknoten) nach unten» ab. Ein bisschen erinnert die Herzaktion an ein Orchester: Nur wenn alle Musiker aufeinander abgestimmt spielen, ist das

Orchestrierung der Herzaktivität

Ergebnis als vorgegebenes Musikstück erkennbar. In der Musik ist der Dirigent für das koordinierte Zusammenspiel der einzelnen Orchestermitglieder verantwortlich, im Herzen ist es der Sinusknoten. So wie jedoch in einem Orchester auch der einzelne Musiker durch Falschspiel dem Dirigenten ins Handwerk pfuschen und das gesamte Konzert stören kann, so ist auch eine einzelne Herzmuskelzelle zu einer eigenen, nicht dem üblichen Ablauf unterliegenden elektrischen Entladung und Anspannung fähig, die dann auf das restliche Muskelgewebe weitergeleitet wird. Die Folge ist ein Extraschlag, der gelegentlich auch im gesunden Herzen auftreten kann und dann als harmloser Störenfried einzuordnen ist.

Das EKG: Messung der Herzaktivität

Sicherlich haben Sie sich oft schon gefragt, welchen Zweck ein EKG hat und wie es zustande kommt: Nun, ganz «einfach»: Da das Herz elektrisch «angetrieben» wird, kann das EKG den Weg des elektrischen Impulses vom Vorhof bis zur Erregung der Herzkammern erfassen und den daraus resultierenden Stromkurvenverlauf aufzeichnen. Der geübte Arzt kann anhand dieser Aufzeichnung ersehen, ob es sich um einen normalen oder um einen gestörten Stromkurvenverlauf handelt und kann daraus Rückschlüsse auf eine zugrundeliegende Herzerkrankung ziehen.

2.2 Der Blutkreislauf: Versorgungs- und Entsorgungsnetz des Körpers

Arterielle und venöse Blutgefäße

Der Blutkreislauf sorgt für eine kontinuierliche Verteilung des Blutes im Körper und damit für die erforderliche Versorgung der Organe mit Sauerstoff, Nährstoffen, Blutsalzen und Botenstoffen (Hormonen). Voraussetzung dafür sind ein gesundes, leistungsfähiges Herz und intakte Blutgefäße. Funktionell besteht der Blutkreislauf aus zwei Gefäßschleifen, die über das Herz miteinander verbunden sind und als Lungen- («kleiner») und Körper- («großer») Kreislauf bezeichnet werden. Vom Herzen fortführende Blutgefäße werden als Arterien (Schlagadern), solche, die zum Herzen hinführen, als Venen benannt. Der große Kreislauf beginnt am linken Ventrikel, aus dem die Aorta (Hauptschlagader) austritt (◼ Abb. 2.3). Direkt nach ihrem Abgang aus dem Herzen gibt sie zwei Arterien ab, die den Herzmuskel wie einen Kranz umgeben und daher auch als Herzkranzgefäße bzw. Koronararterien bezeichnet werden. Im weiteren Verlauf verzweigt sich die Aorta in immer kleinere Schlagadern (Arterien, Arteriolen), um schließlich als winzige Kapillaren Organe, Gewebe und Haut zu durchziehen.

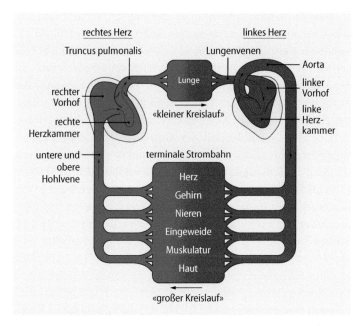

◙ Abb. 2.3 Schematische Darstellung des kleinen (Lungen-) und großen (Körper-)Kreislaufs. Rechter und linker Teil des Herzens (jeweils Vorhof und Herzkammer) sind aus didaktischen Gründen getrennt dargestellt (*rot* sauerstoffreiches Blut, *blau* «verbrauchtes», sauerstoffarmes Blut). (Aus Zilles u. Tillmann 2010)

In diesem Kapillarsystem findet der Gasaustausch statt: Ein großer Teil des Sauerstoffs wird von den Zellen des Organismus dem Blut entnommen, im Gegenzug wird Kohlendioxid abgegeben. Das nunmehr «verbrauchte» Blut wird über Venolen und Venen zum Herzen zurückgeführt, von wo es vom rechten Vorhof und vom rechten Ventrikel in die Lungen und von dort nach erneuter Sauerstoffaufnahme und Kohlendioxidabgabe zum linken Anteil des Herzens gepumpt wird. Damit hat sich der Kreislauf geschlossen.

Gasaustausch: von Sauerstoff zu Kohlendioxid

2.2.1 Die Arterien: entscheidend für Sauerstoff- und Nährstoffzufuhr

In groben Zügen, lieber Leser, sollten Ihnen nun die Funktionen des gesunden Herzens ebenso vertraut sein wie die der beiden Kreisläufe. Der arterielle Anteil des großen Kreislaufs, also der aus dem linken Ventrikel entspringende und die Organe mit Sauerstoff und Nährstoffen versorgende Teil, erfordert jedoch eine etwas nähere Betrachtung.

Lebensgaranten für unsere Organe

**Arterielle Anpassungs-
fähigkeit**

Dass die Arterien durchgängig sein müssen, versteht sich von selbst. Sie sind jedoch keine starren Rohre, sondern verfügen sowohl über elastische Fasern als auch über eine Muskelschicht und können sich daher sowohl passiv als auch aktiv bedarfsweise an den Blutstrom anpassen bzw. ihn regulieren. Die Gefäßwände der Aorta und der aus ihr entspringenden großen Arterien besitzen einen besonders hohen Anteil an elastischen Fasern, die es ermöglicht, den hohen Blutdruck in der Austreibungsphase des Herzens zu mildern, ihn energetisch zu nutzen und so den Blutfluss auch während der Entspannungsphase des Herzens aufrechtzuerhalten. Je elastischer diese herznahen Arterien sind, desto geringer ist der Blutdruckabfall in der Diastole. Die aktive Regulation des Blutdruckes erfolgt ganz überwiegend in den kleinsten noch sichtbaren Schlagadern, den sog. Arteriolen, die wegen dieser Funktion auch als Widerstandsgefäße bezeichnet werden. Sie verfügen über eine leistungsfähige Gefäßmuskulatur, die es ihnen erlaubt, ihren Durchmesser zu vergrößern oder zu verkleinern und so für einen höheren bzw. geringeren Blutfluss in den nachgeschalteten Kapillaren zu sorgen, die in winzigen Netzen die Organe und Gewebe durchdringen und sie mit Sauerstoff und anderen lebensnotwendigen Stoffen versorgen.

**Regulation des arteriellen
Blutflusses**

Ähnlich wie ein Thermostat verfügt auch der Blutkreislauf über Fühler bzw. Rezeptoren, über die der aktuelle Blutbedarf an bestimmte Gehirnstrukturen «gemeldet» wird. Diese entscheiden, ob der Blutfluss erhöht oder vermindert, die Arteriolen weit oder eng gestellt werden müssen. Vermittelt wird dieser «Befehl» über das autonome Nervensystem, jedoch können einige Organe ihren Blutfluss bis zu einem bestimmten Ausmaß auch «selbst-» bzw. autoregulieren und benötigen in manchen Situationen den erwähnten Umweg über das Gehirn nicht.

Haben Sie sich schon einmal gefragt, warum Sie nach einem ausgiebigen Mittagessen längere Zeit müde und kaum konzentrationsfähig sind? Nun, daran sind die genannten Mechanismen «schuld», die bei gleichem Arbeitsaufwand des Herzens für eine Umverteilung des Blutes sorgen: Der Verdauungstrakt erhält mehr, das Gehirn weniger Blut …

**Arterieller Blutfluss:
Balance zwischen Blutung
und Blutgerinnung**

Etwas weiter oben wurde erwähnt, dass das Gefäßsystem durchgängig sein muss, damit das Blut ungestört fließen kann. Während Blut, wie wir alle wissen und häufig bei kleinen Verletzungen beobachtet haben, gerinnen kann, ist diese Eigenschaft *innerhalb* gesunder Blutgefäße nicht wünschenswert. Damit Blut in den Gefäßen also nicht gerinnt, verfügt das Gerinnungssystem über unterschiedliche Komponenten: solche, die die Gerinnung fördern und andere, die sie hemmen. Im gesunden Organismus ist dieses System so ausbalanciert, dass weder ungewollte Gerinnungsprozesse noch vermehrte Blutungen auftreten. Eine weitere Komponente, die zur Blutstillung bei Verletzungen erforderlich ist, sind die Blutplättchen oder Thrombozyten. Sie schwimmen frei im Blutstrom mit und verkleben miteinander, wenn der Blutfluss blockiert wird oder wenn äußere oder innere Verletzungen der Blutgefäße vorliegen. Gesunde Arterien verfügen aber auch über eine Innenschicht, das sog. Endothel, das im intakten Zustand verschiedene Schutzfaktoren bildet, die eine Anheftung von Thrombozyten und Gerinnungsvorgänge verhindert.

In Venen ist der Blutdruck deutlich niedriger als in den Arterien, und entsprechend langsamer fließt dort auch das Blut. Sinkt der Blutfluss in den Venen durch langes Sitzen weiter ab oder wird er in einer ungünstigen Position durch Abklemmen einer Vene sogar unterbrochen (wie beispielsweise bei längerem Sitzen im Flugzeug), drohen hier spontane Verklebungen der Blutplättchen, sodass sich im ungünstigsten Fall eine Thrombose (Venenverschluss) entwickeln kann. Aktivieren Sie daher beim nächsten Langstreckenflug regelmäßig Ihre Bein- und Fußmuskulatur, tragen Sie idealerweise Stützstrümpfe und laufen Sie immer wieder mal in den Gängen herum!

Venöser Blutfluss und Thrombosegefahr

2.3 Wie Gefühle, Gedanken, Wahrnehmungen das Herz-Kreislauf-System beeinflussen

Von allen Organen des Körpers ist das Herz auch beim Gesunden das einzige Körperorgan, welches wir auch ohne vorhandene Störungen ständig hören und spüren können. Das Herz schlägt mal schnell, mal langsam, mal kräftig, mal schwächer. Es reagiert nicht nur auf die unterschiedlichsten körperlichen Anforderungen des Alltags, sondern auch auf Stress, Freude, Kummer und Schlaf: Seine Aktivität spiegelt somit auch unseren Gemütszustand wider – ein Grund, weswegen die menschliche Seele in der Vergangenheit im Herzen vermutet wurde. Noch heute deuten in der Alltagssprache zahlreiche Redewendungen darauf hin, wie bereits im Vorwort beispielhaft erläutert wurde. Wenn wir heute wissen, dass die Seele mitnichten im Herzen zu Hause ist: Wie kommt es dann, dass sich Gefühle und Stimmungen in der Aktivität des Herzens und – meist unbewusster – auch in anderen Körperorganen widerspiegeln?

Herz und Seele

Verantwortlich dafür ist unser Gehirn, das alle wesentlichen Funktionen unseres Körpers steuert und sowohl auf aktivierte Gedanken und Erinnerungen als auch auf äußere Reize eine

Das Gehirn steuert die Körperfunktionen

Kaskade körperlicher Reaktionen auszulösen vermag. Reize der Außenwelt werden über unsere Sinnesorgane erfasst und an bestimmte Gehirnareale weitergeleitet, welche die empfangenen Signale innerhalb von Millisekunden verarbeiten, indem sie sie mit früheren Erfahrungen, rationalen Gedanken, erlernten und reflexartigen Verhaltensmustern abgleichen und bewerten. Werden Umwelteindrücke beispielsweise als bedrohlich, ängstigend, herausfordernd oder als überwältigend positiv eingestuft, wird ein «Alarmzustand» ausgerufen und der sympathische (d. h. aktivierende) Strang des autonomen Nervensystems beauftragt, Herz und Körper zu Höchstleistung anzutreiben. Dieser «Auftrag» wird durch die Stresshormone Noradrenalin und Adrenalin überbracht. Erweist sich der auslösende Reiz als harmlos, wird der Alarmzustand wieder aufgehoben und der dämpfende Anteil des autonomen Nervensystems, der Parasympathikus, aktiviert, der seinen Botenstoff, das Acetylcholin, freisetzt, worauf sich Herzschlag und alle stimulierten Körperfunktionen wieder normalisieren. Eine gezielte Aktivierung des Parasympathikus erklärt im Übrigen die Wirksamkeit von Entspannungsverfahren in Stress- und Angstsituationen oder bei nächtlich kreisenden Gedanken (▶ Abschn. 5.3.2). Wie sich der Organismus auf dauerhaft belastende Situationen einstellt und dabei über eine zweite «Stressachse» in einem chronischen Alarmzustand gehalten wird, wird in ▶ Abschn. 3.3.2 erläutert.

Es würde mich freuen, wenn dieses Kapitel dazu beigetragen hat, Ihre Kenntnisse über das Herz-Kreislauf-System zu vertiefen und Ihnen die Verhaltensweisen Ihres Herzens in unterschiedlichen Situationen verständlicher gemacht zu haben. Im folgenden Kapitel wird erläutert, was das Altern für das Herz-Kreislauf-System bedeutet und durch welche (Risiko-)Faktoren es beschleunigt wird. Da diese Risikofaktoren grundsätzlich beeinflussbar sind, handelt das nächste Kapitel dann von den Vorsorgemaßnahmen, die das Risiko frühzeitig auftretender Herzerkrankungen vermindern.

2.4   Kurz zusammengefasst

- Das Herz ist ein Hochleistungsorgan, dessen wichtigste Funktion es ist, das Blut je nach Bedarf durch den Organismus zu pumpen.
- Es existieren zwei Kreislaufabschnitte, in deren Zentrum sich das Herz befindet:
    - Über den großen Kreislauf wird vom linken Anteil des Herzens einerseits frisches, mit Sauerstoff und wichtigen

Nähr- und Botenstoffen beladenes Blut zu den Organen und Geweben transportiert und andererseits das «verbrauchte» Blut zum Herzen zurückbefördert.

- Der kleine Kreislauf wird vom rechten Anteil des Herzens versorgt und dient der Abgabe von Kohlendioxid und der Aufnahme von Sauerstoff.

- Blutgefäße, die vom Herzen fortführen, werden als Arterien, jene, die das Blut wieder zurücktransportieren, als Venen bezeichnet.

- Herz und Arterien können sich den jeweiligen Anforderungen des Organismus durch Veränderung der Pumpkapazität bzw. durch Weit- oder Engstellung anpassen.

- Die Regulation des Herz-Kreislauf-Systems unterliegt zum größten Teil der Steuerung des Gehirns, das über das vegetative Nervensystem und mit Hilfe von Botenstoffen mit den Organen, Blutgefäßen und Geweben kommuniziert.

- Äußere Reize werden über die Sinnesorgane aufgenommen, in bestimmten Gehirnarealen verarbeitet, mit vorhandenen Erfahrungen und Verhaltensmustern abgeglichen und bewertet.

- Wird der Reiz als bedrohlich empfunden, kommen quälende Gedanken oder Erinnerungen auf oder werden Angst, Wut, Ärger oder außergewöhnliche Freude verspürt, so werden über den aktivierenden Strang (Sympathikus) des vegetativen Nervensystems Stresshormone freigesetzt.

- Die Stresshormone Noradrenalin und Adrenalin steigern die Leistung des Herz-Kreislauf-Systems, erhöhen die Atemfrequenz und mobilisieren Energiespeicher mit dem Ziel, den Organismus geistig und körperlich auf Maximalleistung vorzubereiten.

- Lässt die Anspannung nach, so gewinnt der Parasympathikus zunehmend an Einfluss und normalisiert Herzschlag und übrige Körperfunktionen.

Was das Herz-Kreislauf-System krank macht

© Springer-Verlag GmbH Deutschland, ein Teil von Springer Nature 2018
M. Stimpel, *Leben mit Herzerkrankungen*
https://doi.org/10.1007/978-3-662-55990-1_3

Risikofaktoren bestimmen den Alterungsprozess der Arterien

Es wird Ihnen vielleicht bekannt sein: Herz-Kreislauf-Erkrankungen sind leider noch immer die häufigste Todesursache in zivilisierten Ländern, meist bedingt durch eine zunehmende Einengung der Arterien mit Folgeschäden an den zu versorgenden Organen, insbesondere an Herz, Gehirn und den Nieren. Zugrunde liegt ein Prozess, der als Arteriosklerose bezeichnet wird und sich mit zunehmendem Lebensalter bei fast allen Menschen mehr oder weniger stark entwickelt. Aus Untersuchungen an Verstorbenen weiß man, dass es Menschen gibt, die auch mit 90 Jahren fast frei von arteriosklerotischen Gefäßwandveränderungen sind, während andere trotz gesunder Lebensweise bereits mit 30 Jahren zahlreiche und diffus verteilte Einengungen ihrer Arterien aufweisen. Die Anfälligkeit für arteriosklerotische Veränderungen unterscheidet sich somit von Mensch zu Mensch und ist in unserem Erbgut vorbestimmt. Ist es daher Schicksal, ob wir frühzeitig an Arteriosklerose-Folgen wie Herzinfarkt, Schlaganfall oder Nierenversagen erkranken? Das, lieber Leser, ist mitnichten so, denn es sind überwiegend beeinflussbare Risikofaktoren wie ungesunde Lebensweise, behandelbare Erkrankungen und psychosoziale Einflüsse, die den Arteriosklerose-Prozess fördern oder verlangsamen. Nicht nur, aber doch in beträchtlichem Maße entscheiden wir also selber darüber, mit welcher Wahrscheinlichkeit wir kardiovaskulär erkranken.

3.1   Alterungsprozesse des Herz-Kreislauf-Systems

Zentrale Rolle der Arterien

Warum wir altern, ist trotz intensiver Forschungsarbeit nur teilweise und bruchstückhaft bekannt. Deutlich besser wissen wir jedoch, wie Alterungsprozesse des Herz-Kreislauf-Systems durch Lebensgewohnheiten beschleunigt oder verlangsamt werden können. Eine zentrale Rolle spielen dabei die arteriellen Blutgefäße, die dem Organismus Sauerstoff, Nährstoffe und andere lebenswichtige Blutbestandteile zuführen.

Schutzfunktion des Endothels

Im gesunden Zustand fließt das Blut unbehelligt durch das weit verzweigte arterielle Gefäßsystem. Weder Blutzellen noch transportierte Nährstoffe können zu spontanen Verstopfungen führen, da die Arterien eine Innenschicht (Endothel) aufweisen, die wie Teflon wirkt: So wie das Spiegelei in der Teflon-Bratpfanne nicht anklebt, so haben auch die Blutzellen keine Chance, am intakten Endothel anzudocken. Wird aber das Teflon in der Bratpfanne angekratzt, so haftet das Spiegelei an und kann nur schwerlich gelöst werden. Ähnlich verhält es sich auch in den Arterien: Ist das

Endothel verletzt oder durch Alterung verändert, so können sich an der Innenseite nicht nur die für die Blutgerinnung mitverantwortlichen Blutplättchen, sondern auch andere im Blut mitgeführten Bestandteile und Zellen anheften und in tiefere Schichten der Arterienwand eindringen. Außerdem verliert das Endothel zunehmend die Fähigkeit, wichtige Stoffe, wie beispielsweise Stickstoffmonoxid (NO), in ausreichender Menge freizusetzen, sodass es sich kaum noch an der lokalen Regulation des Blutflusses durch Weitstellung der Arterien beteiligen kann. Leider treten Schädigungen und Fehlfunktionen des Endothels mit zunehmendem Alter immer häufiger auf und da, wo kleine «Risse» entstehen, siedeln sich zunächst bestimmte Abwehrzellen an, die ähnlich wie bei einer oberflächlichen Wunde die lädierte Stelle zu reparieren versuchen. Durch komplizierte Umbauprozesse in den tieferen Schichten der Gefäßwand (Media), die im Ablauf weitgehend einer Entzündungsreaktion entsprechen, entstehen an der Stelle des verletzten Endothels stabile Vernarbungen sowie durch Einlagerung von verändertem Cholesterin und Kalzium sog. Plaques. Bleibt der Reiz bestehen, so ist dies gleichbedeutend mit einer chronischen Entzündungsreaktion, die zu immer größeren, unvollständigen Vernarbungen und Bildung von vermehrt instabilen Plaques an der Gefäßinnenseite führen und den Durchfluss des Blutes zu allen wichtigen Organen einschließlich des Herzens zunehmend einschränken. Dieser Alterungsprozess wird als Arteriosklerose bezeichnet und ist durch den im Volksmund gebräuchlichen Begriff «Arterienverkalkung» in seiner Komplexität nur unzutreffend charakterisiert. Es darf aber nicht verschwiegen werden, dass die Erforschung der Arteriosklerose keineswegs abgeschlossen ist. Während es als gesichert gilt, dass die «klassischen» Risikofaktoren, die im folgenden Abschnitt erläutert werden, arteriosklerotische Veränderungen auslösen und fördern können, ist die Bedeutung von viralen Infektionen und bakteriellen Abbauprodukten weit weniger bekannt.

Endothelschädigung und Arteriosklerose-Entstehung

3.2 Herz-Kreislauf-Risiko: was wir nicht verändern können

Mann zu sein, als Frau nach der Menopause den Östrogenschutz zu verlieren sowie eine vererbte Veranlagung, frühzeitig eine Arteriosklerose zu entwickeln, gelten als Herz-Kreislauf-Risikofaktoren, deren mögliche Folgen wir zwar durch eine gesunde Lebensweise beeinflussen, nicht aber grundsätzlich verändern können.

Herz-Kreislauf-Risiko
als «Schicksal»

Des Weiteren wird der Arteriosklerose-Prozess durch Erkrankungen gefördert, die sich aufgrund eines fehlgeleiteten Abwehrsystems gegen Strukturen des eigenen Körpers richten, da sie diese als «fremd» erkennen. Dabei werden Abwehrzellen mobilisiert und entzündungsfördernde Eiweiße (Zytokine, Antikörper) freigesetzt, die auch das Endothel schädigen und somit einen arteriosklerotischen Prozess in Gang setzen oder aber beschleunigen können. Wenngleich sich in den vergangenen Jahren für viele dieser Autoimmunerkrankungen – beispielhaft erwähnt sei an dieser Stelle die chronische Polyarthritis («entzündliches Gelenkrheuma») – die Behandlungsmöglichkeiten deutlich verbessert haben, ist unklar, ob sich durch eine medikamentöse Unterdrückung der fehlgeleiteten Abwehrreaktion des Körpers (Immunsuppression) auch die beschleunigte Entwicklung einer Arteriosklerose verhindern lässt.

3.3 Herz-Kreislauf-Risiko: wie wir es positiv oder negativ beeinflussen können

Vermeidbare Risikofaktoren

Zu den folgeschwersten Herz-Kreislauf-Risikofaktoren zählen erhöhte Blutfettwerte (insbesondere Cholesterin), Bluthochdruck, Übergewicht, Bewegungsmangel, Diabetes mellitus («Zuckerkrankheit»), Alkoholabusus und vor allem Nikotinkonsum. Der schädigende Einfluss dieser «klassischen» Risikofaktoren wurde in den vergangenen Jahrzehnten an vielen Millionen Menschen in teilweise riesigen Studien nachgewiesen. Gemeinsam ist ihnen, dass sie durch eine gesunde Lebensweise und wirksame Medikamente günstig beeinflusst und Folgeerkrankungen an Herz, Gehirn und Nieren verhindert werden können.

Psychische Belastungen

Auch psychische Belastungen und Erkrankungen erhöhen das Risiko einer frühzeitigen koronaren Herzkrankheit oder eines Bluthochdrucks, lassen sich aber ebenfalls gut behandeln, wenn Betroffene sich aktiv an notwendigen Veränderungen beteiligen.

Ob sich die Prognose einer Herz-Kreislauf-Erkrankung durch eine erfolgreiche Behandlung einer gleichzeitig bestehenden psychischen Erkrankung verbessern lässt, wird zwar vermutet, ist wissenschaftlich aber noch nicht bewiesen, da entsprechende Daten aus Langzeitstudien bislang fehlen.

Lebensstilveränderungen

Wenn die Gefahr, frühzeitig am Herz-Kreislauf-System zu erkranken und zu versterben, durch eine gesunde Lebensweise deutlich zu verringern ist: Warum folgen dann nicht mehr Menschen entsprechenden und ihnen meist auch bekannten Empfehlungen? Wir alle wissen, wie schwer es ist, im späteren Leben gewohnte

Verhaltensweisen zu verändern. Lebensstilveränderungen sind ohne innere Überzeugung, Frustrationstoleranz, festen Willen, Disziplin und Unterstützung durch das soziale Umfeld oder eine professionelle Betreuung kaum durchzuhalten. Selbst einer dauerhaften Medikamenteneinnahme, deren Wirksamkeit bei Bluthochdruck oder Fettstoffwechselstörungen millionenfach belegt ist, steht die Mehrzahl der Menschen skeptisch gegenüber, zumal sie in diesem unbehaglichen Gefühl durch Inhalte des Beipackzettels sowie durch ideologisch verbrämte Falschinformationen selbsternannter «Experten» (bekanntestes Beispiel: «Die Cholesterinlüge») verunsichert werden.

Es ist leider so: Wer eine Rechtfertigung sucht, sich Therapieempfehlungen zu entziehen, wird sie leider auch finden: keine Zeit, übertriebene Angstmache, Nebenwirkungen, ich bin doch nicht «Psycho» usw. usw. Wir Ärzte und Therapeuten hören diese Argumente Tag für Tag, und statt zu resignieren, sollten wir darüber nachdenken, wie wir unsere Patienten auf ihrem schweren Weg in ein gesünderes Leben verständnisvoller begleiten können. Auf den nachfolgenden Seiten kann ich Ihnen leider nur Sachinformationen liefern und Sie motivieren, sich mit neuem Wissen Ihren beeinflussbaren Risiken zu stellen und sie aktiv anzugehen!

Risiken eingestehen, sich zu Veränderungen motivieren (lassen)…

3.3.1 «Klassische» Risikofaktoren

Cholesterin

Cholesterin ist ein wichtiger Bestandteil der Zellwände und Ausgangsprodukt vieler Hormone. Der größte Anteil wird von Leber und Darmschleimhaut in «Eigenproduktion» hergestellt, während die Cholesterinaufnahme durch die Nahrung prozentual deutlich niedriger ist. Vielleicht haben Sie schon einmal von vermeintlich «gutem» und «schlechtem» Cholesterin gehört? In diesen Bezeichnungen spiegeln sich die Funktionen der Transporteiweiße LDL («low-density lipoprotein») und HDL («high-density lipoprotein») wider, mit denen Cholesterinverteilung und -ausscheidung erfolgen. Die Regulation der Cholesterinverteilung im Körper erfolgt über ein ausgeklügeltes Transport- und Logistiksystem, in dessen Mittelpunkt die Leber steht: Melden die Organe Cholesterinbedarf zur Erfüllung der obengenannten Aufgaben an, so wird es in der Leber bereitgestellt, als LDL-Cholesterin verpackt und auf dem Blutweg verschickt. Nicht benötigtes Cholesterin wird dagegen von den Zielorganen als HDL an die Leber zurückgesandt. Die Leber wiederum vermag überflüssiges Cholesterin zu Gallensäuren abzubauen und über den Darm auszuscheiden. HDL befreit also den

Baustein des Lebens

Körper von nicht benötigtem Cholesterin, während LDL es zu den Organen bzw. Zellen transportiert. Ob jedoch ein hoher HDL-Wert die Arteriosklerose-Entstehung durch Cholesterin verhindert, ist weit weniger klar als früher vermutet. Bei der Beurteilung des Cholesterinspiegels ist nach allgemeiner gegenwärtiger Einschätzung die Höhe der LDL-Konzentration im Blut die wichtigste Zielgröße.

Zu viel Cholesterin schädigt die Arterien

Erhöhte Werte fördern die Entstehung der Arteriosklerose und gehen folglich mit einem erhöhten Risiko für Herz-Kreislauf-Erkrankungen einher. Für die Blutgefäße scheint besonders biochemisch verändertes LDL-Cholesterin schädlich zu sein, das sowohl im Blut als auch in bereits erfolgten Gefäßwandeinlagerungen durch Nikotin und andere Einflüsse oxidiert wird. Weltweit unbestritten von allen Fachgesellschaften ist es, dass Patienten mit weiteren Risikofaktoren oder bereits erlittener Erkrankung der Herz-Kreislauf-Organe von einer diätetischen und/oder medikamentösen Senkung eines zu hohen LDL-Spiegels hinsichtlich (Neu-)Erkrankung und Lebenserwartung profitieren, während ihr Nutzen bei bislang nicht Erkrankten ohne weitere Risikofaktoren spekulativ ist.

Cholesterin senken, Prognose verbessern

Medikamentös gesenkt werden kann ein zu hoher Cholesterinspiegel durch unterschiedliche Substanzen, die die Aufnahme von Cholesterin im Darm verhindern (Ezetimib), die Synthese körpereigenen Cholesterins hemmen (sog. «Statine» oder «CES-Hemmer») oder die Leber befähigen, vermehrt LDL aufzunehmen und nachfolgend abzubauen (PCSK9-Hemmer).

Bluthochdruck (arterielle Hypertonie)

Bluthochdruck: der stille Killer

Dauerhaft erhöhte Blutdruckwerte gehen unbehandelt ebenfalls mit einer sehr hohen Wahrscheinlichkeit frühzeitiger Erkrankungen des Herz-Kreislauf-Systems einher. Fast immer schleicht sich die Erkrankung ohne Beschwerden ein, sodass die Diagnose von vielen Patienten ungläubig aufgenommen wird. Treten Beschwerden bzw. Folgeerkrankungen wie Schlaganfall, Nierenschäden, Herzinfarkt oder Herzmuskelschwäche auf, so sind sie meist Folge eines lange Zeit bestehenden Bluthochdrucks. Während noch vor ca. 70 Jahren kaum Behandlungsmöglichkeiten bestanden, so stehen heute moderne Medikamente zur Blutdrucksenkung zur Verfügung, die im Allgemeinen hervorragend vertragen werden und nachweislich das Risiko der erwähnten Folgeerkrankungen deutlich reduzieren. –Auf die arterielle Hypertonie wird noch in ▶ Abschn. 4.3.1 näher eingegangen.

Übergewicht/Adipositas

Etwa 60 % aller Deutschen sind übergewichtig, mehr als 20 % fett-süchtig bzw. adipös. Unabhängig von den Belastungen für den Be-wegungsapparat ist Übergewicht ein eigener Risikofaktor für Herz-Kreislauf-Erkrankungen. Überdurchschnittlich häufig ist es zu-sätzlich vergesellschaftet mit Bluthochdruck, Typ-2-Diabetes und Fettstoffwechselstörungen, sodass sich das Herz-Kreislauf-Risiko vervielfacht.

Eine Volkskrankheit

Wurde Übergewicht noch vor 25 Jahren als Ausdruck man-gelnder Selbstdisziplin und damit Folge eigenen «Verschuldens» gesehen, so wissen wir heute, dass insbesondere die Adipositas (Fettsucht, BMI >30) eher im Sinne eines bio-psycho-sozialen Krankheitsbildes zu verstehen ist, an dessen Entstehung und Auf-rechterhaltung erbliche Komponenten und frühkindliche Lern-prozesse beteiligt sind und dessen Therapieversuche durch Diäten und Nahrungsrestriktion von hormonellen Gegenregulationen sehr effektiv boykottiert werden.

Bio-psycho-soziale Ursache

Jedes rasch verlorene Kilogramm an Körpergewicht wird vom Körper als Notfallsignal interpretiert und mit der Ausschüttung von Hormonen beantwortet, die zum einen Heißhunger auslösen und zum anderen die Energieausnutzung der Nahrung steigern. Der Körper funktioniert somit wie ein Thermostat, der auf eine bestimmte Temperatur eingestellt ist: Werden im Winter die Fenster geöffnet, sodass die Temperatur im Raum abfällt, so feuert die Heizung dagegen, um die programmierten Werte wieder zu erreichen. So etwa erklärt sich der gefürchtete Jo-Jo-Effekt, der dafür sorgt, dass rasch verlorenes Gewicht nicht nur ausgeglichen, sondern häufig auch noch durch zusätzliche Pfunde überkompen-siert wird.

Jo-Jo-Effekt

Wie also Gewicht abnehmen? Ohne Willen und Disziplin geht es nicht, aber die Chancen sind größer, wenn man sich Zeit dafür nimmt. Verringert man sein Gewicht um nicht mehr als 500–1.000 g/Monat, so gelingt es meist, den «Thermostaten» zu über-listen, und nach fünf Jahren beträgt der Gewichtsverlust 30 bzw. 60 kg. Das ist doch nicht wenig, oder? Tipps zur Gewichtsabnahme ohne fremde Hilfe sind: Teller nur viertelvoll und langsames, genussvolles Essen, Pausen zwischen Vor- und Hauptgericht, maximal drei Mahlzeiten pro Tag, Verzicht auf Fast Food, Alkohol-konsum reduzieren oder aufgeben und: sich mehr bewegen! Wenn es Ihnen nicht gelingt, auf diese Art und Weise langsam und beständig abzunehmen, suchen Sie sich Unterstützung. Welche Möglichkeiten dazu bestehen, ist in ▶ Kap. 5 etwas ausführlicher beschrieben.

Gewicht langsam redu-zieren, Diäten meiden!

Diabetes mellitus

Übergewicht und
Typ-2-Diabetes

Übergewicht ist die häufigste Ursache eines Diabetes mellitus Typ 2, der früher fälschlicherweise als altersbedingt vermutet wurde, heutzutage aber schon bei adipösen Kindern diagnostiziert werden kann. Die Zahl Erkrankter steigt in den zivilisierten westlichen Ländern mit zunehmendem Körpergewicht dramatisch an. Betroffen sind nach gegenwärtigen Schätzungen ca. 7–10 % der deutschen Bevölkerung. Der Beginn ist schleichend, die Erkrankung entwickelt sich folgendermaßen: Das in der Bauchspeicheldrüse gebildete Hormon Insulin führt die der Nahrung entnommene und im Blut transportierte Glucose zur weiteren Verwertung dem Fett- und Muskelgewebe zu, sodass üblicherweise nach etwa zwei Stunden nur noch die Glucosekonzentrationen im Blut vorhanden sind, die der Organismus akut benötigt. Verschlechtert sich nach und nach jedoch die Empfindlichkeit der Zellen gegenüber Insulin – wir sprechen dann von einer Insulinresistenz – so versucht die Bauchspeicheldrüse, diesen Wirkungsverlust auszugleichen, indem sie immer mehr Insulin ins Blut abgibt.

Zuviel Zucker im Blut:
Gift für die Arterien

Dieser Hyperinsulinismus bleibt nicht ohne weitere Folgen: Da die Leber unter Einfluss der hohen Insulinspiegel vermehrt gespeicherten Zucker in Fett umwandelt, finden sich im Blut von Diabetikern nicht nur erhöhte Glucosekonzentrationen, sondern auch vermehrt Fette, sog. Triglyceride. Und: Im Blut kreisende Eiweiße werden «verzuckert» (glykolisiert), sodass zusätzliche Produkte entstehen, welche gemeinsam mit der freien Glucose, den Triglyceriden und den hohen Insulinspiegeln das Endothel («Teflon», s. oben) schädigen und nachfolgend die mit der Arteriosklerose-Entstehung vergesellschafteten Veränderungen der Gefäßwand in Gang setzen. Typ-2-Diabetes ist ein mächtiger kardiovaskulärer Risikofaktor, der im ganzen Körper die arteriellen Blutgefäße diffus schädigt. Frühzeitig werden dabei die kleinsten Arteriolen betroffen, die für die Durchblutung der Feinstrukturen aller Organe und Gewebe verantwortlich sind.

Diabetische
Organschädigungen

Nicht selten fallen Nierenfunktionseinschränkungen oder typische Gefäßschäden in der Netzhaut der Augen bei einer ärztlichen Untersuchung als erste Zeichen dieser sich immer weiter ausbreitenden Mikroangiopathie auf. Betroffen von dieser rasch fortschreitenden Arteriosklerose sind aber auch die großen arteriellen Gefäße im Sinne einer Makroangiopathie, wobei die bereits beschriebenen Plaques bei diabetischer Stoffwechsellage besonders fragil und anfällig für ein plötzliches Aufbrechen und daher Ausgangspunkt für den plötzlichen Verschluss eines betroffenen Gefäßes sind. Herzinfarkt, Nierenversagen, Schlaganfall und arterielle Verschlüsse in Armen und Beinen sind daher die Hauptkomplikationen bei fortgeschrittenem und nicht adäquat behandeltem Diabetes mellitus.

Während die fortgeschrittene Einengung einer Koronararterie bei Nicht-Diabetikern zu pektanginösen Beschwerden führen und meistens Anlass für einen rechtzeitigen Arztbesuch ist, werden bei Diabetikern – wahrscheinlich durch die oben beschriebenen, verzuckerten Eiweißkomplexe– auch die Nerven geschädigt, sodass das Warnzeichen «Schmerz» bei Sauerstoffunterversorgung nicht mehr wahrgenommen werden kann. Da ein «schmerzloser» Herzinfarkt bei Diabetikern grundsätzlich möglich ist, wird er gelegentlich erst in einem späteren EKG zufällig verifiziert, ohne dass er dem Patienten bekannt war. Voraussetzung dafür ist natürlich, dass der Infarkt überlebt wurde …

Ist Diabetes nun schicksalsbedingt? Zweifelsohne gilt das für den Diabetes mellitus Typ 1, der Folge einer frühzeitigen, mehr oder weniger langsamen Zerstörung der Insulin-bildenden Zellen in der Bauchspeicheldrüse ist. Auch wenn bekannt ist, dass diese Zellen durch das körpereigene Abwehrsystem zerstört werden, weil sie fälschlicherweise als «fremd» wahrgenommen werden, so sind die näheren Ursachen dafür noch weitgehend unbekannt. Typ-1-Diabetes geht daher mit einem absoluten Insulinmangel einher, sodass das Hormon zeitlebens ersetzt werden muss.

Und Diabetes mellitus Typ 2? Auch hierfür gilt, dass zumindest eine erbliche Veranlagung besteht, diese Erkrankung im Verlauf des Lebens zu entwickeln. Ganz entscheidend aber sind nach unserem bisherigen Verständnis die Lebensgewohnheiten, von denen Übergewicht und Bewegungsmangel die wichtigsten Auslöser zu sein scheinen. Diese Erkenntnis geht daher auch in alle Therapieempfehlungen ein, sodass die Umstellung von Lebensgewohnheiten als wichtigste Maßnahme weltweit in allen medizinischen Leitlinien dringend angeraten wird. Qualitative und quantitative Umstellung der Ernährung, regelmäßige (Ausdauer-)Bewegung und Gewichtsabnahme würden insbesondere im Frühstadium der Erkrankung ausreichen, um den Stoffwechsel wieder zu normalisieren und die beschriebenen Folgen zu verhindern. Leider gelingt das den wenigsten Typ-2-Diabetikern, sodass sie auf Medikamente oder – wenn das nicht ausreicht – auf zusätzliches Insulin angewiesen sind.

Nikotin

Ich erspare es Ihnen nicht, in diesem Kapitel auch etwas ausführlicher auf die Folgen des Rauchens einzugehen. Der Grund, warum Rauchen die Blutgefäße schädigt, ist nicht sehr viel anders als das, was bereits ▶ Abschn. 3.3.1 beschrieben wurde: Zum einen wird das

Schmerzloser Herzinfarkt

Typ-1- und Typ-2-Diabetes

Basistherapie bei Typ-2-Diabetes: Gewichtsabnahme und Bewegung

So schädigt Rauchen die Arterien

Endothel der Arterien («Teflon») durch die im Blut aufgenommenen Schadstoffe «verletzt», und zum anderen wird die Bildung eines wichtigen Schutzfaktors, des Stickstoffmonoxids, gehemmt. Das Fehlen dieses – abgekürzt auch als NO bezeichneten – Gases reduziert die Fähigkeit der Arterien, sich bei vermehrtem Blutbedarf weitzustellen. Rauchen oxidiert aber auch das im Blut transportierte LDL-Cholesterin, welches das Endothel durchdringen, entzündliche Reaktionen auslösen und schließlich in der Gefäßwand als Plaque-Bestandteil eingelagert werden kann. Rauchen ist somit der wichtigste Risikofaktor für die Entstehung der Arteriosklerose!

Was «Raucherhusten» bedeutet

Rauchen schädigt aber auch die Lungen. Vielleicht werden Sie jetzt einwenden, dass nicht jeder Raucher Lungenkrebs bekommt? Das stimmt, aber jeder Raucher zerstört zunehmend seine kostbaren Lungenbläschen, jene feinsten Strukturen, die für die Sauerstoffaufnahme und Kohlendioxidabgabe verantwortlich sind. Durch das Nikotin und die anderen im Rauch vorhandenen Schadstoffe entstehen Entzündungen in den Bronchien und den Lungenbläschen, die wegen des fortgesetzten Rauchens nicht abheilen können, zu Vereiterungen führen und schließlich die Struktur der Lungenbläschen zerstören. Nach und nach bilden sich erst kleinere, später größere «Blasen» aus, die gleichbedeutend mit einem Verlust an funktionsfähigem Lungengewebe sind. Haben Sie schon einmal bemerkt, wie sich ein «Raucherhusten» anhört? Da brodelt es in der Tiefe, und nur selten gelingt es, den entzündungsbedingten, meist eitrigen Schleim auszuwerfen. Nicht jeder Raucher erkrankt an Lungenkrebs, aber jeder Raucher besitzt nach zwanzig Jahren nur noch einen Teil funktionsfähigen Lungengewebes – der Rest ist zerstört und für eine Sauerstoffaufnahme nicht mehr zu gebrauchen. Die verminderte Fähigkeit, Sauerstoff aufnehmen zu können, und eine sich mit jeder Zigarette verschlechternde Durchblutung ist eine eher ungünstige Kombination, deren Risiko kaum in einem vernünftigen Verhältnis zu ihrem «Lustgewinn» steht. Mit dem Rauchen aufzuhören, ist aber für die meisten Menschen nicht leicht, und sicherlich haben auch einige von Ihnen, liebe Leser, diese Erfahrung selber schon gemacht.

Alkoholkonsum

Gefahren des Alkoholkonsums

Während nach neueren Erkenntnissen bereits mäßiger Alkoholkonsum (12–24 g/Tag) das Risiko einer Herz-Kreislauf-Erkrankung zu steigern scheint, ist der lineare Zusammenhang zwischen höheren Trinkmengen und dem vermehrten Auftreten von Hypertonie, Herzrhythmusstörungen sowie einer Herzmuskelschwäche (toxische, dilatative Kardiomyopathie) schon seit langem bekannt. Die von der täglichen Menge unabhängige Gefahr einer Fettleber, einer Fettleberhepatitis, einer Leberzirrhose und von Krebserkrankungen bei regelmäßigem Alkoholkonsum sei hier nur der Vollständigkeit halber erwähnt.

3.3.2 Wie Seele und soziale Einflüsse das Herz krankmachen können

Im Unterschied zu den Risikofaktoren, die ich nach eigenem Gutdünken als «klassisch» (weil eigentlich «allen» bekannt) bezeichnet habe, gilt der ursächliche Zusammenhang zwischen psychosozialen Störungen und der Entwicklung von Herz-Kreislauf-Erkrankungen erst seit wenigen Jahrzehnten als wissenschaftlich gesichert. Auch wenn die zugrundeliegenden Mechanismen der beschleunigten Arteriosklerose-Entstehung unter dauerhaften, psychosozialen und umweltbedingten Belastungen vergleichsweise weniger erforscht sind, so spricht einiges dafür, dass akut erhöhte und im späteren Verlauf erniedrigte Cortisol-Blutspiegel ein gemeinsames Merkmal dieser Störungen zu sein scheinen. Die bei akutem Bedarf sinnvolle Mobilisierung von Fetten zur Energiegewinnung bewirkt bei längerem Bestehen einen Überschuss an Fetten, der nicht verwertet werden kann, im Blut flottiert und die Arterienwände schädigt. Unklar ist jedoch, warum unter chronischen Belastungen eher niedrige Cortisol-Spiegel und – damit korrespondierend – eine höhere Infektanfälligkeit mit Hinweisen auf entzündliche Wandschädigungen der Arterien beobachtet werden. Diese Befunde aus der Stressforschung fanden sich in späteren Untersuchungen auch bei psychischen Erkrankungen wie beispielsweise Depressionen sowie Angst- und Panikstörungen, aber auch bei anhaltenden psychosozialen Belastungen wie Mobbing, beruflicher Überforderung oder Burn-out. Stress bzw. seine Folgen auf körperlicher Ebene scheinen somit ein gemeinsames Merkmal unterschiedlicher, außerordentlicher und dauerhafter seelischer Belastungen zu sein, die den Arteriosklerose-Prozess beschleunigen.

Gemeinsame Mechanismen

Stress

Dass chronischer Stress «krank» machen und insbesondere das Risiko für Herz-Kreislauf-Erkrankungen erhöhen kann, mag Ihnen bekannt sein. Aber was bedeutet eigentlich Stress, und wie gefährdet er die Gesundheit?

Jeden Tag erleben wir Situationen, die uns mehr oder weniger belasten und entsprechend stärkere oder schwächere Stressreaktionen auslösen. Derart belastende Situationen werden als

Stress ist subjektiv

Stressoren bezeichnet, die unterschiedlicher nicht sein könnten: Ärger mit dem Lebenspartner, den Kindern, den Eltern, Berufskollegen oder anderen Verkehrsteilnehmern, ein zu langsamer Computer, Zeitdruck oder Verkehrsstau können ebenso Stressoren sein wie Schmerzen, Enttäuschung, Sorgen, Wut, Neid oder andere negative Wahrnehmungen des eigenen Körpers oder der Seele. Aber auch überaus positive Ereignisse wie Lottogewinne, bestandene Prüfungen oder andere spontan auftretende Glücksgefühle können auf körperlicher Ebene Stressreaktionen auslösen. Nicht alle negativen oder positiven Belastungen sind gleichbedeutend mit Stress: Sie werden nur dann als Distress (Stress mit negativen Auswirkungen) erlebt, wenn Unsicherheit oder tiefgehende Zweifel bestehen, akute oder länger andauernde Situationen oder Anforderungen nicht oder nur ungenügend bewältigen, beeinflussen oder kontrollieren zu können. (Dis)Stresserleben unterliegt also der subjektiven Beurteilung.

Ein eigenes Stresserlebnis   Einen Vortrag vor großem Auditorium zu halten, kann also Spaß machen oder aber Stress verursachen – was letztendlich davon abhängt, ob man sich der Herausforderung gewachsen fühlt oder nicht, ob viel oder weniger von dem Vortrag abhängt oder welche Personen zuhören. So trug ich im Rahmen einer Belastungsstudie während meines ersten wissenschaftlichen Vortrages (u. a. in Anwesenheit meines damaligen Chefs) ein Langzeit-EKG, dessen Auswertung bereits eine Stunde vorher eine Herzfrequenz von 90, kurz vor und in den ersten Minuten meines Vortrages eine Herzfrequenz von 150 Schlägen pro Minute aufzeichnete – und das bei einer üblichen Ruhefrequenz von 50 … Bange Erwartungshaltung, Zweifel an meinem Präsentationsgeschick, Angst, etwas Wichtiges vergessen zu können und schließlich die Konfrontation mit mehr als hundert kritischen Zuhörern bedeuteten damals eine Stresssituation, an die ich mich auch heute noch detailliert erinnern kann. Mein damaliger Chef trug übrigens ebenfalls das Langzeit-EKG: Während seines Vortrages wurde eine Herzfrequenz zwischen 70 (vorher) und 90 Schlägen pro Minute aufgezeichnet!

Alltäglicher Stress   Vielleicht haben Sie ähnliche Situationen erlebt? Prüfungen, Vorstellungsgespräche, der erste Tag an einem neuen Arbeitsplatz, eine als ungerecht empfundene Behandlung, ein Arztbesuch? Belastungen des Alltags sind Stressoren von unterschiedlicher «Durchschlagskraft». Manche nehmen wir tatsächlich als Stress wahr, andere verlaufen (fast) unbewusst bzw. sind sehr rasch vergessen: Ein Autofahrer nimmt Ihnen die Vorfahrt, und nur mit Mühe gelingt es Ihnen, einen Zusammenstoß zu verhindern. Wut, Fassungslosigkeit, Ärger sind die Stressoren, die Ihnen den Puls blitzschnell in die Höhe treiben. Kurz danach aber sind die Stressreaktionen verflogen – noch ein Kopfschütteln, dann folgt ein Gefühl der Erleichterung: glücklicherweise habe ich noch rechtzeitig reagieren können, es ist nichts passiert! Und ist es nicht auch so, dass uns gleiche Situationen an guten Tagen nicht und an schlechten stressen? Kindergeschrei in der Nachbarwohnung stresst, wenn man konzentriert am Schreibtisch arbeiten muss; an anderen Tagen mag es uns ein Lächeln abgewinnen.

Akuter Stress gehört zu unserem Leben und ist durchaus sinnvoll, indem er Körper und Geist täglich trainiert, auf belastende Situationen mit voller geistiger Aufmerksamkeit und körperlich gut vorbereitet reagieren zu können. In Urzeiten entschied diese Reaktionsfähigkeit häufig über Leben und Tod, wenn es galt, einem «Untier» entweder «die Stirn zu bieten» und zu kämpfen oder aber doch lieber «das Weite» zu suchen und zu fliehen. Kampf oder Flucht: Beides ist nur möglich, wenn Geist und Körper in Sekunden auf maximales Leistungsniveau getriggert werden! Diese Reaktionsfähigkeit auf Stress ist also eine Fähigkeit, die wir im Laufe der Evolution des Menschen erlernt haben und die es uns ermöglicht, Belastungssituationen flexibel und der Situation angemessen zu bewältigen.

Akuter Stress

Um Stress etwas besser verstehen zu können, nehmen wir als Ausgangspunkt die körperlichen Reaktionen, die wir alle in belastenden Situationen erlebt haben. Was geht in uns vor, wenn plötzlich das Herz rast (wie bei meinem Vortrag, wie oben beschrieben), die Atmung schneller wird, sich unsere gesamte Muskulatur anspannt und wir möglicherweise auch noch zu schwitzen beginnen und kaum noch sprechen können, weil der Mund immer trockener wird? Wenn sich ein flaues Gefühl im Magen entwickelt und wir am liebsten noch die Toilette aufsuchen möchten und im schlimmsten Fall keinen klaren Gedanken mehr fassen können?

Wie der Körper auf Stress reagiert

Gesteuert wird diese Reaktion von unserem Gehirn, welches über die Sinnesorgane ständig mit der Umwelt in Kontakt steht und alle darüber empfangenen Informationen prüft, indem es sie mit früheren Erlebnissen, Erfahrungen, Verhaltens- und Gefühlsmustern abgleicht, ihnen eine Bedeutung zuteilt und sie entsprechend filtert. Werden sie als belastend, bedrohlich oder erschreckend (positiv oder negativ) bewertet, löst das Gehirn sein Stressprogramm aus, das in ▶ Abschn. 2.3 bereits kurz beschrieben wurde und das den Organismus in Alarmbereitschaft versetzt. Dem Gehirn stehen dazu zwei Kommunikationswege (Stressachsen, ◘ Abb. 3.1) zur Verfügung: zum einen das autonome Nervensystem, das – vergleichbar einer über Tausende von Kilometern verschickten E-Mail – innerhalb von Millisekunden die vom Gehirn ausgesandten Impulse als Befehl an die Organe und Blut-

Zwei Stressachsen

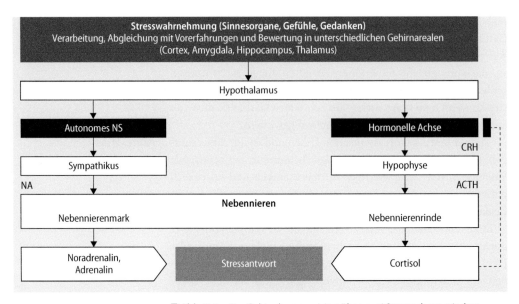

Stresswahrnehmung (Sinnesorgane, Gefühle, Gedanken)
Verarbeitung, Abgleichung mit Vorerfahrungen und Bewertung in unterschiedlichen Gehirnarealen
(Cortex, Amygdala, Hippocampus, Thalamus)

Hypothalamus

Autonomes NS

Hormonelle Achse

CRH

Sympathikus

Hypophyse

NA

ACTH

Nebennieren

Nebennierenmark

Nebennierenrinde

Noradrenalin,
Adrenalin

Stressantwort

Cortisol

◻ **Abb. 3.1**   Das Gehirn kommuniziert über zwei Stressachsen mit dem Organismus. Wichtigstes Steuerungszentrum ist der Hypothalamus, der über zahlreiche Nervenverbindungen mit anderen Gehirnarealen in Verbindung steht. (*Pfeile* Aktivierung, *gestrichelte Linie* Hemmung, *NA* Noradrenalin, *CRH* Corticotropin Releasing Faktor, *ACTH* adrenocorticotropes Hormon)

gefäße weitergibt. Zum anderen verfügt das Gehirn über ein hierarchisch abgestuftes System von Hormondrüsen (hormonelle Stressachse), das etwas langsamer, aber bei andauernden Belastungen nachhaltiger seine Befehle mittels freigesetzter Botenstoffe (Hormone) an den Organismus weitergibt.

Das autonome
Nervensystem

Das autonome Nervensystem verfügt über zwei Nervenstränge, die sich vom Gehirn ausgehend entlang der Wirbelsäule nach unten ziehen, sich verästeln und alle Organe, Blutgefäße und Gewebe mit ihren feinen Nervenendigungen durchdringen. Aktivierende Impulse werden über den Sympathikus, beruhigende über den Parasympathikus weitergeleitet. Ausführender Strang in Stresssituationen ist also der Sympathikus, der die vom Gehirn empfangenen Befehle durch Freisetzung von Stresshormonen an die Zielorgane weitergibt. Dabei setzt er an seinen Nervenendigungen Noradrenalin frei und stimuliert damit auch die Freisetzung eines weiteren Stresshormons, des Adrenalins, welches von der Markzone der Nebennieren – zweier am oberen Pol der Nieren gelegener Drüsenkörperchen – produziert wird. Mit gemeinsamer Kraft erhöhen die beiden Stresshormone die Pumpleistung des Herzens, die Atemkapazität sowie die Durchblutung von Gehirn, Herz, Leber und Muskeln. Da hierfür zusätzliche Energie benötigt wird, werden für die Stressbewältigung nicht benötigte Körperfunktionen herunterreguliert (Magen-Darm-Trakt, Harnblase, Hautdurchblutung, Speichelfluss), um Energie einzusparen. Löst sich die Belastungssituation auf oder wird sie erfolgreich bewältigt, so wird der Befehl vom Gehirn zurückgenommen und das Stressprogramm beendet. Überflüssiges Adrenalin und Noradrenalin werden abgebaut, die Körperfunktionen normalisieren sich und der Parasympathikus gewinnt zunehmend an Einfluss (▶ Abschn. 2.3).

Länger anhaltende psychische, aber auch körperliche Belastungen erfordern zusätzliche Energie. Um diese den beteiligten Organen zur Verfügung stellen zu können, bedient sich das Gehirn eines weiteren Kommunikationsweges. Dieser Weg ist gekennzeichnet durch eine hierarchisch aufeinander abgestimmte Aktivierung von Hormondrüsen (Hypothalamus → Hypophyse → Nebennierenrinde) und endet damit, dass die Nebennierenrinde das Stresshormon Cortisol vermehrt freisetzt und zur Energiegewinnung Fett- und Kohlenhydratdepots des Körpers mobilisiert. Dass dies sinnvoll ist, leuchtet rasch ein, denn konzentrierte geistige Arbeit, anhaltende Aufmerksamkeit im Berufsleben und körperliche Dauerbelastungen benötigen viel Energie. Werden die Herausforderungen des Alltags schließlich erfolgreich beendet, so wird der Anspannungszustand des Körpers wieder herunterreguliert und die überschüssige Freisetzung von Stresshormonen eingestellt. Der beruhigende Einfluss des Parasympathikus nimmt zu und schraubt das Anspannungsniveau des Organismus auf Normalmaß zurück. Wurde die zusätzlich mobilisierte Energie nicht gänzlich verbraucht, so kann sie überschüssig als Zucker oder Fette weiter im Blut zirkulieren, um schließlich auf «Vorrat» gespeichert zu werden. Körperliche Bewegung nach einem stressigen Tag wäre daher ideal, um nicht verbrauchte Energie abzubauen und Übergewicht vorzubeugen.

Die hormonellen Stressachsen

Die Aktivierung beider Stressachsen geschieht tagtäglich und wird von uns mehr oder weniger bewusst wahrgenommen. Folgen auf Belastungsphasen stressfreie Zeiten und kann zusätzlich bereitgestellte Energie abgebaut werden, haben die beschriebenen Stressreaktionen keinen Krankheitswert, sondern bedeuten für den Organismus ganz im Gegenteil notwendiges Training, um auf Belastungen und Herausforderungen stets angemessen reagieren zu können. Wir sprechen daher auch von Eustress – im Gegensatz zu Distress, der mit negativen Folgen für Körper und Seele einhergeht.

Stress trainiert den Organismus

Völlig anders zu beurteilen ist jedoch chronischer Stress, der Folge dauerhafter Belastungen ist, die in mehr oder weniger hoher Intensität anhalten und nicht durch Entspannungsphasen unterbrochen werden können.

Chronischer Stress

Am Herz-Kreislauf-System verringert die kaum unterbrochene Freisetzung von Stresshormonen die Fähigkeit der Arterien, sich entspannen zu können, sodass das Herz vermehrt Druck aufbauen muss, um den Körper mit ausreichend Sauerstoff zu versorgen. Nach und nach kann sich ein Bluthochdruck entwickeln, dessen Folgeschäden an anderer Stelle beschrieben wurde (▶ Abschn. 3.3.1 und ▶ Abschn. 4.3.1). Die bei chronischem Stress anfängliche Erhöhung des Cortisols hemmt die Wirkung des Insulins, sodass vermehrt Fette und Glucose im Blut zirkulieren, die die Entwicklung der Arteriosklerose zusätzlich beschleunigen. Unter fortbestehendem Dauerstress nimmt die Cortisol-Freisetzung jedoch ab, und als Reaktion auf eine erhöhte Infektanfälligkeit zirkulieren vermehrt Abwehrzellen im Blut und setzen Botenstoffe (Zytokine) frei, die zwar wichtig für eine erfolgreiche Bekämpfung von Bakterien und Viren sind, leider aber auch Entzündungsreaktionen an den arteriellen Blutgefäßen auslösen und arteriosklerotische Prozesse zusätzlich fördern.

Teufelskreis chronischer Stressbelastungen

An der Muskulatur erhöht chronischer Stress die Muskelspannung, sodass sich zunächst funktionelle und mit zunehmender Dauer auch strukturelle Veränderungen einstellen, die zu dauerhaften Schmerzen in Nacken, Schultern und Rücken führen und das Stressempfinden weiter steigern können.

Erschöpfung, innere Unruhe, Nervosität, Schlaf- und Konzentrationsstörungen breiten sich weiter aus und stacheln die Stressreaktionen zusätzlich an: Stress fördert Stress, der wiederum den bestehenden Stress aufrechterhält oder sogar steigert: ein Teufelskreis!

Chronischer Stress ist prognostisch ungünstig für die Herzerkrankung

Leider erleben wir im Alltag nicht nur Eustress, sondern müssen häufig auch chronischen Stress ertragen, den wir aufgrund äußerer Einflüsse oder eigener Unfähigkeit, damit adäquat umzugehen, kaum vermeiden können. Dauerhafte Überforderungen am Arbeitsplatz, ständiger Ärger mit dem Lebenspartner, dem Nachbarn oder den Arbeitskollegen, Mobbing, kontinuierliche Lärmbelästigung, kaum lösbare finanzielle Probleme oder permanente Unzufriedenheit mit sich selbst sind Beispiele, die wahrscheinlich jedem von sich oder anderen vertraut sind. Aber auch seelische Erkrankungen, wie Angst-, depressive und Belastungsstörungen entsprechen auf körperlicher Ebene einer chronischen Stresssituation mit dauerhafter Aktivierung beider Stressachsen. Dies ist besonders im Kontext einer Herz-Kreislauf-Erkrankung zu beachten, da zum einen ihr Verlauf und ihre Prognose durch eine vorbestehende Depression oder eine Angststörung ungünstig beeinflusst werden. Zum anderen – und das haben Sie, lieber Leser, ja möglicherweise aus eigener Erfahrung bei sich oder einem nahestehenden Menschen erlebt – hinterlassen Diagnose, Erleben und/oder Folgen einer Herz-Kreislauf-Erkrankung ebenfalls Spuren im Seelenleben: So sind Sorgen, Ängste oder Niedergeschlagenheit ebenfalls Stressoren, die eine zusätzliche Belastung darstellen. Bleiben sie unbeachtet und entwickeln sich gar zu einer behandlungsbedürftigen Störung, so mindern sie nicht nur die Lebensqualität, sondern verschlechtern außerdem die Prognose der Grunderkrankung.

Burn-out

Übersetzt man den aus der englischen Sprache stammenden Begriff «Burn-out», so trifft es das subjektive Gefühl Betroffener recht gut: «ausbrennen» oder «ausgebrannt sein» weist auf eine tiefgreifende seelische und körperliche Erschöpfung hin, meist als Folge einer permanenten Überlastung, Unzufriedenheit oder Verbitterung im Beruf oder im Privatleben. Tiefe Enttäuschung, depressive Stimmungslage und sozialer Rückzug sind Symptome, die sich ohne Aussicht auf Regeneration oder positive Veränderung immer weiter verfestigen. Burn-out ist ein nicht einheitlich empfundenes Leidensbild, das mangels stimmiger Datenlage in Fachkreisen bislang nicht als eigenes Krankheitsbild anerkannt ist. Am ehesten entspricht Burn-out wohl einer Erschöpfungsdepression, die auf objektivierbarer Ebene den Folgen einer chronischen Stressreaktion entspricht, so wie sie im vorhergehenden Abschnitt beschrieben ist. Auch wenn es bislang wegen uneinheitlicher Kriterien keine Langzeituntersuchungen gibt, ist Burn-out ebenfalls als kardiovaskulärer Risikofaktor zu bewerten, der sowohl die Entstehung als auch die Prognose einer Herz-Kreislauf-Erkrankung ungünstig beeinflussen dürfte.

> Depressive Verstimmung im Vordergrund

Depression

Die Depression (▶ Abschn. 6.5) gilt als mittlerweile allgemein akzeptierter kardiovaskulärer Risikofaktor, der die Entwicklung einer Herz-Kreislauf-Erkrankung ungefähr gleich stark beschleunigt wie erhöhtes Cholesterin, Fettleibigkeit oder Diabetes mellitus. Richtungsweisende Symptome wie anhaltende Niedergeschlagenheit, gedrückte Stimmung, Zukunftsangst, Antriebslosigkeit, Interessensverlust an früher gern wahrgenommenen Aktivitäten, Schlaflosigkeit und Libidoverlust entsprechen auf körperlicher Ebene einer chronischen Stressbelastung, deren Langzeitfolgen Schäden am Herz-Kreislauf-System verursachen.

> Chronische Stressbelastung

Eine weitere Ursache für das hohe kardiovaskuläre Risiko einer Depression ist der Erfahrung geschuldet, dass es depressiv Erkrankten besonders schwer fällt, einen aktiven Beitrag zu Lebens-

> Geringe Therapietreue, reaktiver Suchtmittelmissbrauch

stilveränderungen zu leisten. Entsprechend ist auch die Bereitschaft, Therapieempfehlungen zu folgen, eher gering. Zusätzlich bestehende Risikofaktoren werden vielfach ignoriert oder mehr oder weniger bewusst gefördert, sodass sich die Prognose der Grunderkrankung weiter verschlechtert. Ungesundes Essverhalten und gesteigerter Nikotin- und Alkoholkonsum sind häufig Ausdruck der tiefen, seelischen Betroffenheit und des Versuches, Ängste zu betäuben. Eine Depression ist eine ernsthafte Erkrankung, deren frühzeitige Diagnose und Behandlung die Prognose einer Herzerkrankung deutlich verbessert! Es ist daher bedauerlich, dass Fragen nach Symptomen dieses bedeutenden, kardiovaskulären Risikofaktors in der kardiologischen Anamneseerhebung kaum gestellt werden. Entsprechend selten werden nach meiner Wahrnehmung Empfehlungen ausgesprochen, sich zur Weiterbetreuung an den Hausarzt zu wenden oder andere professionelle Hilfe aufzusuchen …

Posttraumatische Belastungsstörung

Stressverursachendes
Wiedererleben

Eine posttraumatische Belastungsstörung (PTBS) kann im Gefolge erheblich belastender, meist mit Todesangst verbundener Erlebnisse auftreten (▶ Abschn. 6.3.3), so u. a. auch nach Herzereignissen. Berichtet wurde über eine PTBS nach Herzinfarkt, Reanimation, einer schweren Herz-OP, nach mehrfacher Schockabgabe eines implantierten Defibrillators (ICD; ▶ Abschn. 4.3.5) sowie im Vorfeld oder nach einer Herztransplantation. Die neue Einstufung der PTBS als «Trauma- und stressbezogene Störung» beinhaltet z. B., dass die Folgen einer PTBS mit einer chronischen Stressbelastung einhergehen. Sowohl die resultierende Aktivierung der Stressachsen als auch die geringere Bereitschaft, den für die Grunderkrankung empfohlenen Therapie- und Verhaltensempfehlungen zu folgen, erklären ausreichend, dass eine PTBS nach Herzinfarkt die Prognose der koronaren Herzkrankheit deutlich verschlechtert. Es kann nicht nachdrücklich genug darauf hingewiesen werden, dass Symptome einer PTBS dringend einer professionellen Beurteilung und ggf. Behandlung zugeführt werden müssen. Bilder, (innere) Stimmen und andere Wahrnehmungen sind nicht Ausdruck von «Verwirrtheit», sondern eine normale Reaktion des Organismus auf ungewöhnlich belastende Situationen!

Soziale Risikofaktoren

Untere soziale Schichten
sind stärker gefährdet

Während die koronare Herzkrankheit bzw. der Herzinfarkt früher umgangssprachlich als «Managerkrankheit» bezeichnet und daher vermutet wurde, dass Führungspositionen mit einem erhöhten Herz-Kreislauf-Risiko einhergehen, spiegeln wissenschaftlich erhobene Daten ein ganz anderes Bild wider: Demnach sind untere soziale Schichten mit niedriger Schul- und Berufsausbildung und geringem Einkommen wesentlich häufiger von einer koronaren Herzkrankheit betroffen. Prognostisch ungünstig sind Arbeitsbedingungen wie Schicht- und Nachtarbeit, häufig verbunden mit geringer Entscheidungs- und Gestaltungskompetenz, die ebenfalls vorwiegend in einfacheren Berufen gegeben sind.

Ein in allen Rehabilitations- und Nachsorgeprogrammen wiederzufindendes Therapieelement ist die Förderung sozialer Kontakte, sei es im Rahmen gruppentherapeutischer Interventionen, als Empfehlung zur Teilnahme an einer Herzsportgruppe oder sich einer Selbsthilfegruppe anzuschließen (▶ Abschn. 5.3.3). Soziale Kontakte tragen zur psychischen Stabilisation bei und beeinflussen auch das Risiko einer koronaren Herzkrankheit und deren Prognose. Entsprechend sind auf sich allein gestellte Menschen ohne soziale Kontakte stärker bedroht als solche in festen Partnerschaften und guter sozialer Einbindung. Nicht selten handelt es sich dabei um introvertierte, unglückliche und vom Leben enttäuschte Menschen, die eine tiefe Verärgerung bei gleichzeitiger Aggressionshemmung verspüren und über ein geringes Selbstvertrauen verfügen. Gefordert wurde für diese Konstellation der Begriff einer Typ-D-Persönlichkeit, die auf körperlicher Ebene durch eine dauerhafte Stressbelastung gekennzeichnet und möglicherweise Ursache des deutlich erhöhten kardiovaskulären Risikos ist.

Soziale Kontakte können helfen

3.4 Kurz zusammengefasst

- Der natürliche Alterungsprozess des Herz-Kreislauf-Systems ist individuell verschieden.
- Alterungsprozesse des Herz-Kreislauf-Systems manifestieren sich vor allem in den arteriellen Blutgefäßen, in denen die dem Blut zugewandte Auskleidung, das Endothel, zunehmend verletzlicher wird.
- Geschädigtes Endothel steht am Beginn einer Kaskade von reaktiven Veränderungen der arteriellen Gefäßwände, die als Arteriosklerose bezeichnet werden.
- Arteriosklerotische Veränderungen engen die Arterien im zeitlichen Verlauf zunehmend ein, verschlechtern den Blutfluss und führen schließlich zum Verschluss der Arterien.
- Da nachgeschaltete Organe oder Gewebe nicht mehr ausreichend mit Sauerstoff versorgt werden können, sterben sie ab, d. h. sie «infarzieren».

- Ein Herzinfarkt geht daher (fast) immer mit einem Verlust an Muskelmasse und einer Einschränkung der Leistungsfähigkeit einher.
- Alterungsprozesse des Herz-Kreislauf-Systems können nicht verhindert werden, unterliegen jedoch beeinflussbaren Faktoren, die sie verlangsamen oder beschleunigen können.
- Beschleunigt wird die Arteriosklerose durch Ursachen, die als kardiovaskuläre Risikofaktoren bezeichnet werden und durch Lebensweise, körperliche oder seelische Erkrankungen sowie soziale Umstände bedingt sein können.

Erkrankungen des Herz-Kreislauf-Systems

© Springer-Verlag GmbH Deutschland, ein Teil von Springer Nature 2018
M. Stimpel, *Leben mit Herzerkrankungen*
https://doi.org/10.1007/978-3-662-55990-1_4

«Normale» Herz-Kreislauf-
Reaktionen

Wenn Sie die vorhergehenden Kapitel aufmerksam gelesen haben, so sollten Ihnen der Aufbau und die Funktion des Herz-Kreislauf-Systems etwas vertrauter sein. Und vielleicht haben Sie nach dem Lesen ja auch selber Ihren Puls überprüft, wie er sich in Ruhe, beim Treppensteigen oder unter Aufregung verhält? Dann haben Sie gespürt, auf wie wunderbare Weise sich Ihr Herz-Kreislauf-System ohne Ihr bewusstes Zutun auf unterschiedliche Anforderungen jeweils adäquat anpasst: In Ruhe schlägt es langsam, während es bei innerlicher Aufregung, unter körperlicher Anstrengung oder bei Tätigkeiten, die ein hohes Maß an Aufmerksamkeit erfordern, schneller schlägt.

Häufigste Todesursache
bei Frauen und Männern

Es ist nun Zeit, sich den Erkrankungen des Herz-Kreislauf-Systems zuzuwenden. Dazu einige Fakten: Herz-Kreislauf-Erkrankungen gehören zu den häufigsten Erkrankungen des Menschen und sind trotz großer Fortschritte in der Akutversorgung und Behandlung nach wie vor die häufigste Todesursache in Deutschland, von der Frauen und Männer gleichermaßen betroffen sind. Zahlenmäßig spielt hierbei die koronare Herzerkrankung und ihre Folgen die bei weitem wichtigste Rolle. Die gute Nachricht ist, dass man durch einen gesunden Lebensstil einer koronaren Herzerkrankung nicht nur wirkungsvoll vorbeugen, sondern auch nach einem Herzinfarkt das Risiko eines erneuten Ereignisses deutlich verringern kann (▶ Abschn. 3.3). Die schlechte Nachricht ist, dass andere Erkrankungen wie angeborene Herzfehler, alterungs- und infektionsbedingte Herzklappenfehler, akute oder chronische Entzündungen der Herzmuskulatur oder angeborene Störungen der Reizleitung des Herzens die Menschen mehr oder weniger «schicksalshaft» treffen. Aber auch Stoffwechselerkrankungen wie Typ-1-Diabetes oder familiäre Fettstoffwechselerkrankungen sind nicht «selbstverursacht» und gehen trotz recht guter Behandlungsmöglichkeiten mit einem deutlich erhöhten Risiko einer frühzeitigen Schädigung des Gefäßsystems – der Arteriosklerose – einher, welche ihrerseits am Herzen zur koronaren Herzkrankheit führen kann. Bitte lassen Sie sich aber nicht entmutigen und, auch wenn ich mich in diesem Buch manchmal wiederhole, vertrauen Sie den Ergebnissen aus Hunderten von Langzeitstudien und den weltweiten klinischen Erfahrungen aus Millionen von Krankheitsverläufen: Herz-Kreislauf-Erkrankungen sind in weiten Teilen kein Schicksal, welches «hingenommen» werden muss, sondern in ihrer Entstehung, aber auch in ihrem Verlauf durch aktive Krankheitsbewältigung beeinflussbar!

4.1 Körperliche Beschwerden bei Herzerkrankungen

Körperliche Beschwerden, die Folgen oder Vorboten einer Herzerkrankung sein können, sind insbesondere in frühen Stadien der
Erkrankung oft vieldeutig, werden in ihrer Bedeutung häufig nicht
beachtet und zu spät diagnostiziert. Ein Bluthochdruck verursacht
ebenso selten Beschwerden wie die Anfangsstadien einer koronaren Herzkrankheit, einer Herzmuskelschwäche oder eines Herzklappenfehlers. Eine sich langsam einschleichende Dauermüdig-
keit, Kraft- und Energieverlust, Kurzatmigkeit oder Luftnot, ein
Ruhe-Puls von mehr als 90 pro Minute, Druck oder Engegefühle
sowie Schmerzen im Brustkorb mit oder ohne Ausstrahlung in die
Arme, den Bauch oder den Rücken sind Beschwerden, deren
Ursachen gründlich abgeklärt werden müssen. Befürchten Sie eine
Herzerkrankung? Dann sollten Sie wissen, dass diese Beschwerden
keineswegs spezifisch für eine Herzerkrankung sind. Waren oder
sind Sie bereits am Herzen erkrankt? Dann sind die geschilderten
Symptome ebenfalls ernst zu nehmen, aber auch dann nicht zwingend auf Ihre Herzkrankheit zurückzuführen. Speziell dazu aber
später!

Insbesondere bei bestehenden Risikofaktoren oder wenn Sie
nach jahrelanger Pause beginnen, sich wieder sportlich zu betätigen, empfehle ich Ihnen, sich ab einem Alter von ca. 30 Jahren
routinemäßig alle zwei Jahre kardiologisch untersuchen zu lassen.
Ich weiß: Kaum jemand geht wirklich gerne zum Arzt, vor allem
dann nicht, wenn er sich wohl fühlt. Aber wie viele Unbequemlich-
keiten nimmt man auf sich, wenn man sein intaktes Auto morgens
zur routinemäßigen Inspektion bringt, mit dem Taxi oder öffent-
lichen Verkehrsmitteln nach Hause oder zur Arbeitsstätte fährt
und abends dasselbe noch einmal, bis man sein Auto wieder abge-
holt hat?

Körperliche Beschwerden sind vieldeutig

Vorsorge

> **Ein trauriges Beispiel**
> Nie werde ich einen mir freundschaftlich verbundenen, mäßig
> übergewichtigen Unternehmensberater vergessen, der starker
> Raucher war und sich zu seiner eigenen Beruhigung jedes
> Jahr kardiologisch bei mir untersuchen ließ. Aufgrund der er-
> hobenen Befunde und eines Druckgefühls im Brustraum, das
> er nur nach intensivster Nachfrage äußerte und es als «völlig
> harmlos, kaum erwähnenswert und nur ganz gelegentlich
> auftretend» bezeichnete, hatte ich ihm wiederholt geraten,

sich einer Linksherzkatheter-Untersuchung zu unterziehen. Seiner vagen Zusage, diesem Rat nachzukommen, kam er dann aber – wohl aus Angst vor einem negativen Befund – doch nie nach: «Keine Zeit, Riesenaufwand, gefährliche Untersuchung, und vor allem: Ich habe doch keine wirklichen Beschwerden!», so habe ich seine «Ausflüchte» noch im Ohr, bevor er zwei Monate später im Zug auf dem Weg zu einem Klienten akut an einem großen Herzinfarkt verstarb. Ursache war ein Verschluss der eingeengten linken Koronararterie kurz nach dem Abgang aus der Hauptschlagader (Hauptstamm), wie sich im Nachhinein herausstellte. Oft habe ich mich gefragt, ob ich meinen Rat zu wenig drängend geäußert hatte, denn der Verschluss des wahrscheinlich schon längere Zeit eingeengten Hauptstammes hätte bei rechtzeitigem Nachweis ganz gewiss verhindert werden können.

Regelmäßige Check-ups

Bevor hier also die diagnostischen Möglichkeiten zum Ausschluss oder Nachweis einer Herzerkrankung weiter beschrieben werden, eine Bitte an Sie: Denken Sie einmal darüber nach, ob Ihnen Ihre körperliche Gesundheit und ihr davon beeinflusstes Seelenleben nicht doch so viel wert ist wie Ihr Auto, und ob sich eine «Inspektion» – gerade zur Vorsorge – nicht auch bei Ihnen selber lohnt?

4.2   Herzdiagnostik

Hoher Qualitätsstandard

Mit den heute zur Verfügung stehenden diagnostischen Möglichkeiten lässt sich in nahezu allen Fällen zuverlässig beurteilen, ob eine Herzerkrankung vorliegt oder nicht. Angesichts des hohen Standards der Herzmedizin in den westeuropäischen Ländern ist davon auszugehen, dass die Untersuchungsverfahren sinnvoll aufeinander abgestimmt und so gewählt werden, dass sie für den Patienten so wenig belastend wie möglich sind. Insbesondere alle invasiven Verfahren (zur Erklärung ▶ Abschn. 4.2.2), wie beispielsweise die Linksherzkatheter-Untersuchung, unterliegen einer strengen Qualitätskontrolle, die jährlich erfolgt und für jedes Herzzentrum in den Fachzeitschriften veröffentlicht wird. Trotzdem ist es klar, dass sich nur Wenige auf eine notwendige Herzuntersuchung so freuen wie auf die nächsten Ferien. Bereits an dieser Stelle möchte ich Ihnen aber versichern, dass die meisten Untersuchungen in der Herzdiagnostik fast ohne eine körperliche Belastung sind.

Die seelische Belastung, die jeder medizinischen Untersuchung vorangeht, unterliegt einer völlig anderen Betrachtungsweise und ist individuell verschieden: Während ein gesunder Leistungssportler ein Belastungs-EKG wahrscheinlich als eine positiv empfundene Herausforderung ansieht und seinerseits die Belastungsgrenze des Untersuchungsgerätes ausloten möchte (ich habe das in meiner früheren Sportmedizinischen Sprechstunde gelegentlich so erlebt!), mag die Untersuchung für einen Patienten mit bereits bekannter koronarer Herzkrankheit eher mit Ängsten vor dem Nachweis einer erneuten Verschlechterung des Befundes verbunden sein. Eine einfühlsame Aufklärung und Betreuung der Herzpatienten im Vorfeld, während der Untersuchung und in der Nachbesprechung sind daher sehr wünschenswert. Es würde mich freuen, wenn Sie, lieber Leser, bei Ihrem Kardiologen in Klinik oder Praxis diese positive Erfahrung gemacht haben. Im nachfolgenden Kapitel möchte ich Ihnen aber zunächst die wichtigsten kardiologischen Untersuchungsverfahren vorstellen und Sie gleichzeitig ermutigen, Ihren Arzt bei noch bestehenden Unklarheiten um weitere Erklärungen des geplanten Vorgehens zu bitten, falls dies nicht ohnehin geschieht. Grundsätzlich sollten Sie trotz aller Ängste, Vorbehalte oder Unsicherheiten davon ausgehen, dass alle gesundheitlichen Beschwerden oder Befürchtungen einmal abgeklärt werden müssen und dass der Nutzen einer Herzuntersuchung bei richtiger Indikation das Risiko bei Weitem übertrifft! Wird Ihnen also eine entsprechende Diagnostik angeraten, so lassen Sie sich vertrauensvoll darauf ein!

Ängste vor der Untersuchung

4.2.1 Körperlich kaum belastende Untersuchungen des Herzens

Die diagnostischen Möglichkeiten, eine Herz-Kreislauf-Erkrankung nachzuweisen oder auszuschließen, sind in der modernen Medizin vielfältig. Basisuntersuchungen des Herzens sind die **Anamneseerhebung und die Auskultation** (Abhören) der Brust-(Thorax-)Organe, der Hals- und Baucharterien sowie die **Messung des arteriellen Blutdrucks** mittels Blutdruckmanschette und Messgerät.

Basisuntersuchungen

Blutuntersuchungen spielen in der Akutdiagnostik bei Verdacht auf einen Herzinfarkt, in der Verlaufsbeobachtung nach einem Infarkt und in der Beurteilung einer Herzinsuffizienz bzw. deren Differenzialdiagnose (beispielsweise bei Luftnot) eine Rolle. Die Bestimmung von Risikofaktoren im Blut (Blutfette, Glucose usw.) ist wichtig für die Verlaufsbeobachtung und die regelmäßige

Kontrolle von Gerinnungsparametern, bei Einnahme von gerinnungshemmenden Medikamenten ist sie obligat für die Patienten.

Elektrokardiografische Untersuchungen

Ruhe-, Langzeit- und Belastungs-EKG zeichnen den elektrischen Stromkurvenverlauf der Herzaktivität auf, der dem geübten Arzt Hinweise auf eine Herzerkrankung liefern kann. Nicht immer aber ergibt das EKG eine zuverlässige Aussage, denn gelegentlich weist es auf eine Erkrankung hin, ohne dass sich der Verdacht durch weitere Untersuchungen bestätigen lässt (falsch-positives EKG). Oder aber der Stromkurvenverlauf ist trotz vorhandener Herzerkrankung normal (falsch-negatives EKG). Aber lassen Sie sich nicht verunsichern: In den allermeisten Fällen liefert das EKG wertvolle Hinweise, und ein erfahrener Kardiologe würde sich bei vorhandenen Beschwerden oder aufgrund des körperlichen Untersuchungsbefundes sowieso niemals allein auf das EKG verlassen.

Echokardiografie: bewegte Bilder vom Herzen

Eine sehr elegante technische Untersuchung – weil für den Patienten nicht belastend – ist die Ultraschalluntersuchung des Herzens, die als **Echokardiografie** bezeichnet wird. Moderne Echokardiografiegeräte haben eine hohe Auflösung und liefern bei den meisten Patienten exzellente zwei- oder dreidimensionale Bilder, die eine zuverlässige Beurteilung der Herzmuskulatur sowie der Herzhöhlen und -klappen ermöglichen. Auch können die Blutflüsse im Herzen farblich und akustisch dargestellt werden, sodass die Druckverhältnisse im Herzen und den herznahen Blutgefäßen sowie die Funktion der Herzklappen berechnet werden können. Auch die Herzleistung wird im Rahmen einer echokardiografischen Untersuchung ermittelt. Die Ejektionsfraktion (EF, = Auswurfleistung) beträgt bei einem gesunden Herzen ca. 70 %, d. h. 70 % des Blutvolumens in der linken Herzkammer wird in die Hauptschlagader gepumpt, während 30 % in der Systole dort verbleiben. Warum das erwähnt wird? Immer wieder lesen Patienten ihren Arztbericht und vermuten fälschlicherweise, dass eine EF von 70 % gleichbedeutend ist mit einer verminderten Herzleistung.

Möglich ist es ebenfalls, mittels **Stressechokardiografie** die erwähnten Parameter unter ergometrischer oder medikamentöser Belastung zu untersuchen. Treten beispielsweise Bewegungsstörungen unter Belastung auf, so kann das auf eine belastungsabhängige Minderdurchblutung der Herzmuskulatur bzw. auf eine koronare Herzerkrankung hindeuten. Aber wie gesagt: Auch hier kann der Befund in seltenen Fällen täuschen, und Ihr Kardiologe wird dann entscheiden, ob weitere Maßnahmen notwendig sind!

Transösophageale Echokardiografie

Für bestimmte Fragestellungen (Vorhof, Herzklappen) kann ein spezieller Schallkopf über die Speiseröhre eingeführt werden und eine bessere bildliche Darstellung der Zielstruktur liefern (**transösophageale Echokardiografie**; TEE).

Bilder, die die **Kernspintomografie** (**MRT** bzw. Magnet-resonanztomografie) in Ruhe oder unter pharmakologischer Stimulation (**Stress-MRT**) liefert, erlauben ebenfalls gute diagnostische Rückschlüsse auf Herzstrukturen, -funktion und koronare Durchblutung. Diese Untersuchung erfolgt ohne Strahlenbelastung, ist aber für Menschen mit Platzangst nur mit sog. «offenen» Kernspintomografen geeignet.

Kernspintomografie

Mit einer minimalen Strahlenbelastung geht eine Röntgen-untersuchung des Herzens und der Lungen (**Röntgen-Thorax**) einher. Ihre diagnostische Aussage, bezogen auf das Herz, ist beschränkt auf die Größe, indirekte Hinweise auf Klappenfehler und – funktionell – auf ein Versagen insbesondere der linken Herzkammer (dekompensierte Linksherzinsuffizienz).

Röntgen

Trotz deutlich verbesserter Technik, ist die Strahlenbelastung durch eine **Computertomografie des Herzens (Kardio-CT)** nicht gering. Da diese Untersuchung die Gabe eines Kontrastmittels erfordert, ist bei einer vorhandenen Niereninsuffizienz oder einer Schilddrüsenfunktionsstörung entsprechende Vorsorge zu treffen. Zum detaillierten Nachweis einer koronaren Herzkrankheit ist das Kardio-CT nur bedingt, zu ihrem Ausschluss jedoch zuverlässig verwertbar.

Computertomografie

Die intravenöse Gabe einer radioaktiven Substanz unmittelbar nach einer ergometrischen oder pharmakologischen Belastung sowie ein zweites Mal etwas später unter Ruhebedingungen wird als **Herzmuskelszintigrafie (Myokardszintigrafie)** bezeichnet. Die Verteilung der Substanz im Herzmuskel kann mit Hilfe einer speziellen Kamera ausgewertet werden. Das Verteilungsmuster erlaubt Rückschlüsse auf die Durchblutung des Herzmuskels, sodass zwischen gesundem, minderdurchblutetem (wie bei koronarer Herzkrankheit) und nicht durchblutetem (nach Herzinfarkt) Gewebe unterschieden werden kann. Vorteil dieser Untersuchungsmethode ist ihre Durchführbarkeit auch an Patienten mit ungünstigen echokardiografischen Voraussetzungen, Nachteile sind die nur bedingt zuverlässige diagnostische Aussagekraft und die Strahlenbelastung.

Myokardszintigrafie

4.2.2 Invasive Herzuntersuchungen

Bezogen auf den Nachweis oder Ausschluss einer koronaren Herzkrankheit sind alle bislang genannten Untersuchungsmethoden indirekt, d. h. sie erlauben zwar mit mehr oder weniger großer Zuverlässigkeit eine Beurteilung, ob eine Minderdurchblutung des Herzens vorliegt oder nicht. Eine genaue Diagnose ist jedoch

Goldstandard in der KHK-Diagnostik

nur durch eine **Linksherzkatheter-Untersuchung (LHK, Koronarangiografie)** möglich, die nach wie vor als Goldstandard der Herzkranzgefäß-Diagnostik eingestuft wird. Nach Anlage einer sog. Schleuse, die zuvor in eine Arm- oder Leistenarterie nach lokaler Betäubung eingebracht wurde, wird der Katheter zum Herzen geführt. Über den Katheter wird nunmehr Kontrastmittel injiziert, wobei unter Röntgenkontrolle zunächst das Bewegungsmuster der linken Herzkammer und danach die Herzkranzgefäße bis in ihre kleinsten Verästelungen dargestellt werden können.

Diagnose und Therapie

Der ganz große Vorteil dieser Untersuchung ist die Möglichkeit, gefundene Engstellen (Stenosen) in den Herzkranzgefäßen mit Hilfe eines speziellen Ballons aufzudehnen und mit einer Gefäßstütze (Stent) zu versorgen. Diese therapeutische Maßnahme wird als **perkutane transluminale Koronarangioplastie (PTCA)** bezeichnet und ist mittlerweile ein Routineverfahren, welches in vielen Fällen eine Bypass-Operation ersetzt. Um das aufgedehnte und mit einem Stent versorgte Blutgefäß offenzuhalten, ist jedoch eine medikamentöse Hemmung der Blutgerinnung erforderlich, deren Dauer von der Wahl des Stents abhängig ist.

Strenge Indikationsstellung

Zu beachten bei der Indikationsstellung einer Linksherzkatheter-Untersuchung sind die Strahlenbelastung, die erforderliche Kontrastmittelgabe, das (prozentual betrachtet geringe) Risiko eines ernsthaften Zwischenfalls sowie die im wachen Zustand erlebte Situation im Katheterraum, die für fast alle Patienten ungewohnt ist und bedrohlich erscheinen kann. Erfahrene, professionell arbeitende Teams im Herzkatheterraum sind sich der psychischen Belastung der Patienten jedoch bewusst und bemühen sich um eine entspannte Atmosphäre. Bei richtiger Indikationsstellung übertrifft der große Nutzen dieser Untersuchung das damit einhergehende geringe Risiko bei Weitem!

Klärung von Herzrhythmusstörungen

Ein für Patienten körperlich und aufgrund provozierter Herzrhythmusstörungen, Herzstillstände und Reaktivierungen der Herztätigkeit auch psychisch belastendes Verfahren ist die **elektrophysiologische Untersuchung des Herzens**, kurz auch «EPU» genannt. Im Unterschied zur Linksherzkatheter-Untersuchung erfolgt der Zugang über eine Leistenvene (wir erinnern uns: bei der LHK erfolgte der Zugang über eine Arterie), über die mehrere «Drähte» zur Aufzeichnung eines EKG in das Herzinnere vorgeschoben werden. Durch Wechsel der Positionen der EKG-Ableitungen erhält der Untersucher schließlich eine genaue Abbildung des elektrischen Aktivitätspotenzials des für Herzrhythmusstörungen verdächtigten Areals. Durch wiederholte elektrische Stimulation wird anschließend versucht, die Herzrhythmusstörungen künstlich auszulösen und deren Ausgangspunkt möglichst präzise zu lokalisieren. Die EPU wird in der Regel nur durchgeführt, wenn davon auszugehen ist, dass lokalisierte Störfelder auch durch Verödung isoliert bzw. ausgelöscht werden können.

Dieses, in gleicher Sitzung mit der EPU durchzuführende Verfahren wird als **(Katheter-)Ablation** bezeichnet und erfolgt entweder durch elektrische Stromimpulse oder aber durch Vereisung (Kryoablation). Beispiele, bei denen eine Katheterablation sinnvoll sein kann, sind Bezirke im rechten Vorhof, die Vorhofflimmern auslösen können, sowie Rhythmusstörungen, die ihren Ursprung in den Herzkammern haben. EPU und Katheterablation sind Verfahren, die nur in hochspezialisierten Zentren durchzuführen sind. Neben den handwerklichen Voraussetzungen des Personals wären wegen des angstauslösenden, zeitlich aufwendigen Untersuchungsganges eine gute Betreuung der Patienten durch psychologisch geschultes Personal wünschenswert. Vorteile der Untersuchung sind im besten Fall die endgültige Behebung der Herzrhythmusstörung sowie die damit einhergehende Beschwerdefreiheit und Leistungssteigerung. Risiken sind die psychische Belastung, das Auslösen potenziell nicht beherrschbarer Rhythmusstörungen, tiefergehende Schädigungen im Bereich der Ablation mit Ausbildung von Fisteln zwischen Vorhof und Speiseröhre sowie ein zeitlich nur begrenzter Therapieerfolg. Auch wenn ernste Komplikationen extrem selten sind, sind aus den genannten Gründen eine strenge Indikationsstellung unter Beachtung einer Nutzen-Risiko-Abwägung sowie eine intensive Aufklärung der Patienten dringend erforderlich.

> Herzrhythmusstörungen beheben

4.3 Erkrankungen des Herz-Kreislauf-Systems

Da dies kein Lehrbuch der Kardiologie ist, können nachfolgend nur die häufigsten Herzerkrankungen aufgeführt werden. Die vereinfachte Darstellung der Erkrankungen und der weitgehende Verzicht auf komplexe pathophysiologische Zusammenhänge dienen der besseren Verständlichkeit eines doch recht komplizierten Fachgebietes.

4.3.1 Arterielle Hypertonie

Im letzten Kapitel wurde erläutert, wie wichtig ein normaler Blutdruck für die Gesunderhaltung von arteriellen Blutgefäßen, Herz, Nieren und Gehirn ist.

Der «stille Killer»

Im Unterschied zu tendenziell eher niedrigen Blutdruckwerten, die insbesondere bei sportlich Untrainierten mit Müdigkeit, Abgeschlagenheit und Schwindel beim Aufstehen (Orthostase) einhergehen können, schleicht sich eine arterielle Hypertonie ein und bleibt von den Betroffenen meist unbemerkt. Mit dem Ziel der Öffentlichkeitswirksamkeit wurde der Bluthochdruck auch als «stiller Killer» bezeichnet. Werden erhöhte Blutdruckwerte erstmalig in der Arztpraxis gemessen, so führt das häufig zu Ungläubigkeit und Ablehnung. «Ich soll krank sein? Dabei geht es mir doch gut …» – solche Reaktion sind jedem Arzt bestens bekannt. Heutzutage ist es selten, dass Kopfschmerzen, Sehstörungen oder gar ein Schlaganfall Anlass für die Erstdiagnose eines Bluthochdrucks ist. Keineswegs selten aber ist, dass erst die Folgen eines nicht behandelten Blutdrucks Beschwerden auslösen, obwohl eine Hypertonie rechtzeitig diagnostiziert, die empfohlene Medikation aber nicht regelmäßig oder gar nicht eingenommen wurde.

Blutdruckmessung, aber richtig

Blutdruckmessungen erfolgen üblicherweise entweder in der Arztpraxis, in einer Apotheke oder aber zu Hause. Um valide Blutdruckmessungen zu erhalten, sollte die Manschettengröße dem Armumfang angepasst und in Herzhöhe angelegt werden. Die Messung sollte erst nach ca. 3–5 Minuten Ruhe erfolgen. Fernsehen, Radio oder Gespräche sind während der Messung nicht sinnvoll, da sie den Blutdruck tendenziell eher steigern. Grundsätzlich ist die erste Messung wegen Kaliberunterschieden der großen Körperarterien an beiden Armen durchzuführen. Häufig werden dabei unterschiedliche Werte beobachtet, sodass in der Folge an dem Arm gemessen werden sollte, an dem die höheren Blutdruckwerte bestimmt worden waren. Wird der Blutdruck in der Arztpraxis gemessen, so gelten drei Messungen erhöhter Blutdruckwerte an zwei unterschiedlichen Tagen als Nachweis einer arteriellen Hypertonie. Bei Selbstmessungen gelten niedrigere Werte, da der «Weißkitteleffekt» wegfällt: Liegen mehr als 25 % der selbstgemessenen Blutdruckwerte bei 135/85 mmHg oder mehr, dann ist die Diagnose einer arteriellen Hypertonie gerechtfertigt. Bestehen Zweifel an der Diagnose, kann eine automatische 24-Stunden-Blutdrucklangzeitmessung weiterhelfen. Eine echokardiografische Untersuchung kann frühe bluthochdruckbedingte Schäden (verdickte Herzwände, Füllungsstörungen) nachweisen.

Gute Behandlungsmöglichkeiten

Während noch vor ca. 70 Jahren die Ärzte mehr oder weniger hilflos zusehen mussten, wie sich bei Bluthochdruck der Gesundheitszustand ihrer Patienten nach und nach verschlechterte, sich Schlaganfall, Nieren- und Herzversagen einstellten, hat sich die Prognose von Hypertonikern dank wirksamer, blutdrucksenkender

Medikamente dramatisch verbessert. Bereits die ersten Antihypertensiva, die Anfang der 50er Jahre des vergangenen Jahrhunderts zur Anwendung kamen, senkten den Blutdruck effektiv, jedoch verursachten sie nicht selten erhebliche Nebenwirkungen, da sie ihre Wirkung über die Beeinflussung zentraler Regulationszentren im Gehirn erzielten. Dieser zentrale Wirkansatz ist bei der Entwicklung neuer Medikamente seit vielen Jahren verlassen worden.

Heutzutage stehen fünf blutdrucksenkende Wirkstoffklassen zur Verfügung, welche die Funktion von Herz, Niere und glatter Blutgefäßmuskulatur beeinflussen, all jener Organe also, die direkt an der Blutdruckregulation beteiligt sind. Da diese Wirkstoffklassen den Blutdruck auf sehr unterschiedliche Weise senken, können sie sinnvoll miteinander kombiniert werden, wenn mit einer einzelnen Substanz eine nur unzureichende Blutdrucksenkung erzielt wird. Für alle fünf Wirkstoffklassen wurde vielfach in großen, klinischen Studien nachgewiesen, dass sie einerseits Herz-Kreislauf-Erkrankungen und dadurch verursachten Tod verhindern können und andererseits äußerst gut verträglich sind. Weltweit werden diese Substanzklassen, bei denen es sich um Betablocker, Diuretika, Kalziumantagonisten, ACE-Hemmer und Angiotensin-Rezeptorantagonisten handelt, als Basismedikamente zur Senkung eines erhöhten Blutdrucks bezeichnet.

Basismedikamente

Kann man den Blutdruck auch ohne Medikamente senken? Ja, das geht prinzipiell, erfordert aber für die meisten Betroffenen eine Veränderung ihrer Lebensgewohnheiten: deutliche Gewichtsabnahme bei Übergewicht, regelmäßige Ausdauerbewegung, Nikotinstopp, Kochsalzeinschränkung, ausreichende Trinkmenge (ca. 2,5 l/Tag) usw. – wir hatten das Thema ja schon an anderer Stelle! Auch wenn die Wenigsten es schaffen, alle Maßnahmen komplett umzusetzen, so trägt jede einzelne der genannten Lebensstilveränderungen jedoch dazu bei, den Blutdruck zu senken und gegebenenfalls mit weniger Medikamenten auszukommen. Es lohnt sich also!

Blutdrucksenkung ohne Medikamente

Ein Hinweis aber ist noch wichtig: Sollten Sie weitere Medikamente einnehmen, die Ihnen wegen Angst, Depression, Schlafstörungen oder aus anderen Gründen verschrieben wurden, so müssen Sie das unbedingt Ihrem behandelnden Arzt mitteilen. In einigen Fällen beeinflussen sich Arzneimittel gegenseitig (Arzneimittelinteraktionen) beim Abbau in der Leber, bei der Ausscheidung über die Nieren und – teilweise damit zusammenhängend – in ihrer Wirkung, sodass Dosierungen entsprechend angepasst oder aber Alternativen gesucht werden müssen.

Arzneimittel-wechselwirkungen beachten

Was macht vielen Bluthochdruckpatienten Sorgen oder gar Angst? An erster Stelle wird von den meisten die notwendige

Bluthochdruck und Angst

Medikamenteneinnahme genannt, die Unbehagen und Ängste vor etwaigen Nebenwirkungen auslöst. An zweiter Stelle folgen problematische Verhaltensweisen im Zusammenhang mit der Blutdruckselbstmessung. Die einen fürchten das Ergebnis, weil sie zu hohe Messwerte mit einem drohenden Schlaganfall oder einem Herzinfarkt gleichsetzen; diese Befürchtungen können sich zu ernsthaften Angststörungen entwickeln mit der Folge, dass jegliche Messungen vermieden werden und das Thema «Bluthochdruck» verdrängt wird. In extremen Fällen kann allein ein Gespräch oder ein Artikel über Bluthochdruck Angst- und Panikattacken auslösen. Andere Patienten neigen zu zwanghaften Selbstmessungen und minutiöser Dokumentation der Messwerte. Normale Schwankungen lösen Unsicherheiten und Befürchtungen aus, veranlassen zu erneuten Messungen, häufigen Arztbesuchen und werden dort in aller Ausführlichkeit mit ängstlicher Bitte um Erklärungen vorgetragen.

4.3.2 Koronare Herzerkrankung

Beschwerden
schleichen sich ein

Eine koronare Herzkrankheit verursacht in den Anfangsstadien keine Beschwerden, da die Sauerstoffzufuhr durch die Koronararterien trotz beginnender Einengungen lange Zeit für die erforderliche Herzarbeit noch ausreicht. Mit der Zunahme arteriosklerotischer Einengungen an einer oder mehrerer Stellen der Herzkranzgefäße können zunächst unter körperlicher (Treppensteigen, Bergaufgehen, Heben von Lasten usw.) oder seelischer Belastung (Stress) Symptome auftreten wie Kurzatmigkeit, Luftnot, Schwindelgefühl, Druck- oder Schmerzgefühl vor der Brust – mit oder ohne Ausstrahlung –, was dann meistens Anlass für einen Arztbesuch ist. Werden diese Warnzeichen übersehen, kann es an einer Engstelle auch zu einem spontanen Verschluss des Blutgefäßes kommen. Da der hinter dem Verschluss liegende Anteil des Herzmuskels dann von der Sauerstoffzufuhr abgeschnitten ist, geht dieser Teil zugrunde, wenn der Zufluss nicht rechtzeitig wiederhergestellt werden kann. Man spricht dann von einem Herzinfarkt, ein schwerwiegendes Ereignis, das schnellstmöglich in einer kardiologischen Notfallambulanz versorgt werden muss. Männer sind dabei etwas häufiger betroffen als Frauen.

Schnellstmögliche Therapie
bei Herzinfarkt

Grundsätzlich gilt, dass jeder Herzinfarkt, der nicht rechtzeitig (d. h. innerhalb von 1–4 Stunden) erfolgreich durch eine Wiedereröffnung der verantwortlichen Koronararterie versorgt werden kann, zu einem unwiederbringlichen Verlust an Muskelmasse führt, da nach überstandenem Akutereignis das infarzierte Gewebe nach und nach durch weitgehend funktionsloses Binde-

bzw. Narbengewebe ersetzt wird. Wie groß der Verlust an Muskelmasse ist, hängt davon ab, welche Koronararterie an welcher Stelle verschlossen ist und ob im betroffenen Areal «nur» die innere Herzmuskelschicht (nichttransmural) oder aber der gesamte Herzmuskel (transmural) infarziert wurde. Betrifft der Verschluss beispielsweise den Hauptstamm, also den Abgang der linken Koronararterie, so kann das Infarktareal so groß sein, dass es zu einem kompletten und nicht behebbaren Pumpversagen des Herzens mit unmittelbarer Todesfolge kommt – so, wie bei meinem Patienten, den ich Ihnen in ▶ Abschn. 4.1 vorgestellt habe.

Aber auch wenn nur ein kleiner Teil des Herzmuskels verlorengeht, zieht das eine verminderte Herzleistung nach sich, die als Herzmuskelschwäche bzw. Herzinsuffizienz bezeichnet wird und die körperliche Belastbarkeit je nach Größe des Herzmuskelverlustes vermindert. In einem Auto würde sich das in etwa so anfühlen, als wenn plötzlich zwei Zylinder ausfielen: Das Auto führe zwar weiter, doch deutlich langsamer und schwächer.

Reduzierte Herzleistung

Die häufigsten **seelischen Folgestörungen** nach einem Herzinfarkt sind akute Belastungs- und Anpassungsstörungen, jedoch entwickeln einige Menschen auch posttraumatische Belastungsstörungen, insbesondere dann, wenn der Infarkt als lebensbedrohlich wahrgenommen und die Begleitumstände (Reanimation, Intensivstation, öffentlicher Raum, Straßenverkehr usw.) als besonders erschütternd erlebt wurden (▶ Abschn. 6.3.1–6.3.3). Bekannt sind weiterhin meist passagere, jedoch häufig auch länger anhaltende psychische Störungen nach Bypass- und anderen Herzoperationen, die als **Durchgangssyndrom** bezeichnet werden und akut mit Halluzinationen, Desorientierung, Schlafstörungen, Alpträumen sowie Agitiertheit und länger andauernd mit Denk- und Gedächtnisstörungen einhergehen können.

Seelische Folgen nach Herzinfarkt

Leider werden im Kontext eines Herzinfarktes vorbestehende psychische Erkrankungen (▶ Abschn. 6.4–6.5) immer noch häufig übersehen, obwohl ihre Bedeutung als kardiovaskuläre Risikofaktoren bekannt sein sollte (▶ Abschn. 3.3.2).

Diagnostische Möglichkeiten zur Früherkennung und zur Verlaufskontrolle einer koronaren Herzkrankheit wurden in ▶ Abschn. 4.2.3 vorgestellt. Welche Untersuchungen bei Ihnen sinnvoll sind, hängt von Ihren Beschwerden und Ihrer Vorgeschichte ab und wird von Ihrem Hausarzt, dem Internisten oder dem Kardiologen bestimmt.

Notwendige Untersuchungen

Abhängig von der Dringlichkeit und der Schwere des erhobenen Befundes, stehen zur **Behandlung** medikamentöse Maßnahmen und interventionelle Verfahren zur Verfügung, deren Ziele der Erhalt bzw. die Wiederherstellung der Durchblutung des

Medikamente helfen dem Herzen

Herzens sowie die Beschwerdefreiheit des Patienten sind. Grundzüge der medikamentösen Therapie sind

- eine Verbesserung der Herzökonomie (Betablocker),
- eine Entlastung des Herzens (ACE-Hemmer oder AT1-Blocker),
- eine Verbesserung der Fließeigenschaften des Blutes (Acetylsalicylate wie Aspirin® oder ASS® oder bei spezieller Indikation Antikoagulanzien wie Marcumar® bzw. neue orale Antikoagulanzien (abgekürzt: NOAK),
- Verhinderung oder Behandlung von Herzrhythmusstörungen (Betablocker, spez. Antiarrhythmika) sowie
- Beschwerdelinderung (Nitro-Präparate).

PTCA statt Bypass?

Während vor etwa 20 Jahren noch nahezu jeder Patient mit einer hochgradigen Koronarstenose einer Bypassoperation zugeführt werden musste, ist es heutzutage in vielen Fällen möglich, Gefäßeinengungen mittels Herzkatheter, Ballonaufdehnung (PTCA) und Einsatz von Stents zu beheben. Die handwerklichen und technischen Fortschritte haben dazu geführt, dass mittlerweile auch komplexere Befunde ohne Operation erfolgreich versorgt werden können. Trotz eines deutlichen Rückganges der Bypassoperationen in Deutschland verbleiben viele Befunde, die vorrangig operiert werden müssen. Dabei wurden auch bei den operativen Verfahren große Fortschritte erzielt, sodass es in manchen Fällen möglich ist, ohne Eröffnung des Brustkorbes endoskopisch zu operieren.

Vorbeugung

Lässt sich eine koronare Herzkrankheit **verhindern**? Diese Frage wurde ja schon an anderer Stelle mit «Ja, bedingt» beantwortet – dies gilt im Besonderen auch für jeden, der bereits erkrankt ist und einen erneuten Herzinfarkt verhindern möchte. Voraussetzung hierfür sind jedoch eine optimale Kontrolle beeinflussbarer Herz-Kreislauf-Risikofaktoren, regelmäßige Vorsorgeuntersuchungen und bei gegebener Indikation die zuverlässige Einnahme von Medikamenten. Ziele medikamentöser Maßnahmen bei koronarer Herzkrankheit sind es, vorhandene Risikofaktoren zu behandeln, das Herz zu entlasten und die Bildung von Blutgerinnseln an koronaren Engstellen oder in Stents zu verhindern.

Psychopharmaka bei bestehender Herzmedikation?

Bei einer vorbestehenden Depression, die ein erhebliches, eigenständiges Risiko für einen Herzinfarkt in sich birgt, ist dringend eine psychotherapeutische Betreuung zu empfehlen und – je nach Schweregrad – ebenfalls eine begleitende, antidepressive Medikation zu erwägen. Letztere ist bei bekannter Herzerkrankung jedoch nicht unproblematisch, weil eine Vielzahl der Antidepressiva Herzrhythmusstörungen auslösen können und es daher einer wohl überlegten Abstimmung zwischen Wahl der notwendigen Herzmedikamente und vorbestehender antidepressiver Medikation bedarf. Gleiche Überlegungen sind selbstverständlich auch geboten, wenn die seelischen Folgen eines Herzinfarktes einer spezifischen Therapie bedürfen.

4.3.3 Herzklappenfehler

Erinnern wir uns zunächst an die Funktion der Herzklappen: Einem Ventil entsprechend, lassen sie den Blutfluss im geöffneten Zustand nur in Richtung der nachgeschalteten Herzkammern bzw. Kreislaufabschnitte zu; sind sie geschlossen, so hindern sie das Blut daran, zurückzufließen. Bei unvollständigem Klappenschluss fließt jedoch Blut in die vorgeschaltete Herzkammer zurück und belastet sie durch zusätzliches Volumen. Man spricht in diesem Fall von einer Klappeninsuffizienz. Vermag sich eine Herzklappe nicht vollständig zu öffnen oder ist sie eingeengt, so wird dies als Klappenstenose bezeichnet. Folge ist, dass das Herz mehr dauerhafte Druckarbeit aufbauen muss, um das Blut in den Kreislauf zu pumpen.

> Einengungen und unzureichender Schluss der Klappen

Aufgrund der Anpassungsfähigkeit des Herzens verursachen Fehlfunktionen der Herzklappen lange Zeit keine oder nur geringe Beschwerden, die zunächst unspezifisch sind, sich in Müdigkeit, abnehmender Belastbarkeit und Kurzatmigkeit äußern und erst zu einem späteren Zeitpunkt erhebliche Beschwerden verursachen oder gar zu einem plötzlichen Herztod führen können. In fortgeschrittenen Stadien oder bei akuter Schädigung einer Herzklappe (bakteriell, ausgedehnter Herzinfarkt) sind die Beschwerden, so sie nicht ohnehin von der Grunderkrankung überlagert werden, richtungsweisender: Luftnot, nächtliches Husten und pektanginöse Schmerzen deuten auf ein Versagen der Anpassungsmöglichkeiten des linken, Wasseransammlungen im Bauchraum, die von Patienten als plötzliche Gewichtszunahme bemerkt werden, auf ein Versagen des rechten Herzens hin (► Abschn. 4.3.4).

> Anfangs kein typisches Beschwerdebild

Bei der körperlichen Untersuchung fallen beim «Abhören» Strömungsgeräusche auf, die von dem veränderten Blutfluss durch die geschädigten Klappen verursacht werden und vom erfahrenen Arzt in ihrer Bedeutung den verantwortlichen Herzklappen zugeordnet werden können. Bei hochgradigen Einschränkungen der Klappenfunktion sind Flüssigkeitsansammlungen in der Lungenstrombahn und im Bauchraum (Aszites) leicht nachzuweisen.

> Untersuchungsbefunde

Die wichtigste weiterführende Untersuchung bei Verdacht auf einen Herzklappenfehler ist die Echokardiografie von außen oder über die Speiseröhre, mit der nicht nur Art (Insuffizienz oder

> Richtungsweisende Diagnostik

Stenose), Schweregrad und (meist auch) Ursache des Herzklappenfehlers, sondern auch bereits eingetretene Schädigungen des Herzens bzw. Hinweise auf eine verursachende Grunderkrankung diagnostiziert werden können.

Ziele weiterführender Diagnostik

Eine Links-/Rechtsherzkatheteruntersuchung stellte in früheren Zeiten den Goldstandard in der Diagnostik dar. Nach wie vor wird sie im Vorfeld einer Operation durchgeführt, wenn eine koronare Herzkrankheit auszuschließen ist, bei schlechter echokardiografischer Darstellbarkeit des Herzens und bei einigen speziellen Fragestellungen. Alle anderen diagnostischen Verfahren sind für die Diagnose eines Herzklappenfehlers kaum, für Folgeschäden oder Ursachenabklärung durchaus von Bedeutung (EKG, Röntgen-Thorax, Linksherzkatheter, Blutuntersuchungen, Ultraschall des Bauchraumes).

Ziele der Untersuchungen sind
- Nachweis bzw. Bestätigung und Lokalisation eines Herzklappenfehlers,
- Bestimmung von Schweregrad und Folgeschäden,
- Ursachenabklärung.

Unterschieden werden erworbene und angeborene Herzklappenfehler. Auf letztere wird in diesem Buch nicht näher eingegangen; als Teil einer komplex veränderten Anatomie des Herzens verursachen sie bereits kurz nach der Geburt, spätestens aber im Kleinkindalter schwerste Beschwerden, was für alle Beteiligte – Kind, Eltern, Angehörige und beteiligtes medizinisches Personal – mit erheblichen seelischen Belastungen verbunden sein kann.

Klappenfehler des linken Herzens

Erworbene Defekte betreffen mehrheitlich Aorten- und Mitralklappe, deutlich seltener die Klappen des rechten Herzanteils (Pulmonal- und Trikuspidalklappe). Wie kommt es nun zu Schädigungen der Herzklappen? Aufgrund der Ursachen werden unterschieden:
- Alterungsprozesse der Herzklappen,
- Fehlfunktion der Herzklappen nach Herzinfarkt oder bei fortgeschrittener Herzmuskelschwäche,
- bakterieller Befall der Herzklappen (Endokarditis),
- rheumatisches Fieber.

Unterschiedliche Ursachen

Alterungsprozesse   Diese beruhen auf Verkalkungen und Sklerosierungen, die sich mit zunehmendem Alter entwickeln und vorrangig die Aortenklappe (Aortenstenose), gelegentlich aber auch die Mitralklappe (Mitralstenose) einengen. Da diese Veränderungen sich meist langsam entwickeln, stellen sich Beschwerden erst zu einem recht späten Zeitpunkt ein. Im Laufe der Zeit kann sich die Herzklappenöffnung jedoch weiter verengen, weswegen regelmäßige echokardiografische Kontrollen wichtig sind, um möglichst bleibende Schäden des überlasteten, vorgeschalteten Herzabschnitts zu verhindern.

Fehlfunktionen Auch eigentlich unversehrte Herzklappen können ihre Schließfunktion verlieren, wenn sich die Architektur des Herzens und damit der Halteapparat der Herzklappen verändern. Dies ist der Fall beispielsweise bei Vergrößerungen oder Vernarbungen meist der linken Herzkammer, wie sie im Gefolge eines Herzinfarkts, eines nicht ausreichend behandelten Blutdrucks oder einer Herzmuskelerkrankung auftreten können. Betroffen ist wiederum mehrheitlich die Mitralklappe, die zu klein für die erweiterten Herzhöhlen wird oder sich in ihrer Aufhängung verzieht. In der Anspannungsphase der linken Herzkammer fließt dann bei nicht vollständig geschlossener Mitralklappe Blut zurück in den Vorhof. Man spricht von einer relativen Mitralinsuffizienz bzw. einem **dysfunktionalen Halteapparat der Mitralklappen**. Grundsätzlich können aber auch andere Klappen ihre Funktionsintegrität verlieren, wenn Herzareale im Bereich der entsprechenden Klappenapparate geschädigt werden.

> Herzmuskelerkrankungen als Ursache von Fehlfunktionen

Bakterieller Befall der Herzklappen Vielleicht haben Sie schon einmal gehört, dass eine bakterielle Infektion des Nasen-Rachen-Raumes «gefährlich» sein kann? Wenn ja, dann wissen Sie wahrscheinlich auch, dass **bakterielle Herde** (Mandeln, Zahntaschen insbesondere bei Rauchern, Zahnextraktionen usw.) ohne adäquate Behandlung streuen und dann beispielsweise das Endokard bzw. die Herzklappen besiedeln können. Mögliche Folge ist eine bakterielle Endokarditis, eine schwere und in einigen Fällen dramatisch verlaufende Erkrankung, deren bakterielle Absiedlungen an den Herzklappen zu entzündungsbedingten Schäden und nachfolgenden Funktionseinschränkungen oder gar -verlust führen können. Betroffen sind vorrangig Aorten- und Mitralklappe, seltener die Trikuspidalklappe.

> Bakterielle Absiedlungen

Rheumatisches Fieber Als besonders tückisch kann sich eine nicht ausgeheilte Infektion mit A-Streptokokken im Rachenbereich (z. B. Mandelentzündung) erweisen: Mit einigem Zeitverzug reagiert das Abwehrsystem des Körpers überschießend und bildet gegen die nicht vollständig eliminierten Bakterien Antikörper, die dann im Blut verteilt werden, sich auch an Strukturen des eigenen Körpers ansiedeln und an Herz, Nieren und Gelenken zu heftigen Entzündungsreaktionen und Zerstörungen führen können. Da

> Autoimmunprozesse

sich das Abwehrsystem gegen körpereigenes, jedoch als fremd identifiziertes Gewebe richtet, spricht man von einer Autoimmunreaktion. Befallen die Antikörper die Herzklappen, so lösen sie auch dort eine Entzündungskaskade aus, die Verdickungen, Narbenbildungen und Versteifung der Herzklappen bewirkt und nach und nach deren Funktionsverlust verursacht. Betroffen ist überwiegend die Klappe zwischen linkem Vorhof und linker Herzkammer (Mitralklappe), die sich mit zunehmender Entzündungsreaktion verengt.

Behandlung von Klappenfehlern

Therapieoptionen

Die Behandlung von Klappenfehlern richtet sich nach dem Schweregrad und den Ursachen. Bei den bakteriell bedingten Klappenfehlern ist die wichtigste Maßnahme die antibiotische Therapie, die eine weitere Schädigung des Klappenapparates verhindern soll. Bei Fehlfunktionen als Folge einer Herzmuskelschädigung bedarf es einer optimalen medikamentösen Therapie, um ein weiteres Fortschreiten der Grunderkrankung zu verhindern. Der Schweregrad des Klappenfehlers entscheidet darüber, ob es möglich ist, medikamentös die hämodynamischen Veränderungen so zu kontrollieren, dass das Herz keinen zusätzlichen Schaden durch Druck- oder Volumenüberlastung nimmt.

Klappenersatz: Kunst- oder biologische Klappe?

Ist dies nicht möglich, so muss die betroffene Herzklappe ersetzt werden, entweder operativ oder aber – je nach Indikation – durch einen minimalinvasiven Eingriff. Ersatzklappen aus biologischem Material (Schwein, Rind) haben den Vorteil, dass sie im Unterschied zu mechanischen Herzklappen keine lebenslange Behandlung mit Blutverdünnungsmitteln (Antikoagulation) erfordern und von außen nicht hörbar sind. Nachteil ist ihre geringere Haltbarkeit, weswegen sie bevorzugt älteren Patienten angeboten werden. Dennoch entscheiden sich immer wieder auch jüngere Patienten für eine biologische Klappe, da sie befürchten, dass sie das von außen hörbare Klicken beim Schluss der mechanischen Klappen stören oder sie stigmatisieren könnte. Auch andere Gründe spielen gelegentlich eine Rolle bei der Entscheidung für eine biologische Klappe: Ein bekannter, seinerzeit als Auslandskorrespondent arbeitender Journalist entschied sich im Alter von 41 Jahren dafür, seine insuffiziente Aortenklappe durch eine biologische zu ersetzen, da er aufgrund seiner damals intensiven Reisetätigkeit in Krisengebiete das erhöhte Blutungsrisiko einer notwendigen Antikoagulation scheute und außerdem keine Möglichkeit sah, diese konsequent durchzuführen. Die hohe Wahrscheinlichkeit eines erneuten Klappenersatzes musste er dafür jedoch in Kauf nehmen.

Seelische Störungen

Seelische Störungen im Gefolge erworbener Herzklappenfehler entwickeln sich meist aufgrund der körperlichen Beschwerden und Einschränkungen, die sich mit zunehmender Schwere des Klappendefekts entwickeln und denen der chronischen Herzinsuffizienz (▸ Abschn. 4.3.4) gleichen. Luftnot, Brustenge, Herzrhythmusstörungen und notfallmäßige Krankenhauseinweisungen sind Beispiele, die ängstigen und depressive Verstimmungen nach sich ziehen. Das Klicken implantierter Kunstklappen wurde schon erwähnt und kann zu übertriebener Beachtung führen und Ängste vor Fehlfunktionen auslösen.

Folgen schwerer Klappenfehler belasten auch die Psyche

4.3.4 Herzinsuffizienz (Herzmuskelschwäche)

Die eingeschränkte Fähigkeit des Herzens, sauerstoffangereichertes Blut belastungsabhängig dem Organismus jeweils in ausreichender Menge zur Verfügung zu stellen und/oder verbrauchtes Blut zur Sauerstoffaufnahme in die Lungenstrombahn zurückzutransportieren, bezeichnet man als Herzmuskelschwäche bzw. Herzinsuffizienz. Sie beruht auf einer verminderten Pumpfunktion (systolische Herzinsuffizienz) oder aber auf einer eingeschränkten Dehnbarkeit der Herzkammern, die nur eine begrenzte Menge Blut aufnehmen und entsprechend weniger Volumen weiterbefördern können (diastolische Herzinsuffizienz). Schafft es das Herz nicht, genügend Blut in die entsprechenden Kreislaufabschnitte zu pumpen, so spricht man von einem Vorwärtsversagen; typische Beschwerden sind nachlassende körperliche Belastbarkeit, Müdigkeit, Denkstörungen, Nierenfunktions- und Herzrhythmusstörungen sowie Angina pectoris. Kommt es aufgrund des Pumpversagens in den vorgeschalteten Kreislaufabschnitten zu einem Rückstau des Blutes, so handelt es sich um ein Rückwärtsversagen des Herzens, begleitet von Kurzatmigkeit, Luftnot sowie Wasseransammlungen in Lunge, Leber, Beinen und Bauchraum.

Definition

Ursachen einer Herzinsuffizienz sind Folgen
- einer direkten Schädigung der Herzmuskulatur (Herzinfarkt bzw. koronare Herzkrankheit mit und ohne Bluthochdruck, Entzündungen des Herzmuskels, vererbte oder durch Alkohol- oder Medikamente verursachte Herzmuskelschädigungen),
- eines dauerhaft erhöhten Gefäßwiderstandes in den zu versorgenden Kreislaufabschnitten (pulmonale bzw. arterielle Hypertonie) auf Einengungen der Herzklappen (Stenosen)

Ursachen

oder des Ausflusstraktes der linken Herzkammer (bei krankhaft verdickter Herzmuskulatur).

Koronare Herzkrankheit, Bluthochdruck und insbesondere deren kombiniertes Auftreten sind die bei weitem häufigsten Erkrankungen, in deren Verlauf sich eine chronische Herzinsuffizienz entwickeln kann.

Chronische Herzinsuffizienz

Die **chronische Herzinsuffizienz** ist eine sehr häufige Erkrankung, von der allein in Deutschland etwa zwei Millionen Menschen betroffen sind und die als Todesursache bei Frauen zwei Mal häufiger diagnostiziert wird als bei Männern. Neben anderen objektiven Kriterien, ist nach wie vor die auf das Beschwerdebild bezogene Einteilung der chronischen Herzinsuffizienz gebräuchlich, die sich an den von der New York Heart Association (NYHA) definierten und in vier Stadien eingeteilten Kriterien orientiert. Verursacht eine chronische Herzinsuffizienz anfänglich unter Alltagsbedingungen keine körperlichen Symptome (NYHA I), so treten die bereits oben erwähnten Beschwerden bereits unter leichten Belastungen immer häufiger und intensiver auf (NYHA II und III) und werden schließlich zu einem Dauerzustand, der im Endstadium keinen körperlichen Bewegungsspielraum zulässt und zur Bettlägerigkeit zwingt (NYHA IV).

Schwerwiegende Folgen und reduzierte Lebensqualität

Schwerwiegende Komplikationen der fortgeschrittenen chronischen Herzinsuffizienz sind Nierenversagen, lebensbedrohliche Herzrhythmusstörungen und ein akutes Herzversagen (s. unten).

Diagnose

Diagnostische Möglichkeiten zum objektiven Nachweis einer Herzinsuffizienz und deren Ursachen sind die körperliche Untersuchung, die Echokardiografie, das EKG und spezielle Blutuntersuchungen (Bestimmung des Herzhormons BNP – Brain natriuretic peptide). Hilfreich kann auch ein Röntgenbild des Brustkorbs sein, insbesondere zur Diagnose und zum Verlauf von Wasseransammlungen in der Lunge.

Therapeutische Möglichkeiten

Zur **Behandlung** der chronischen Herzinsuffizienz stehen in Abhängigkeit vom Schweregrad unterschiedliche therapeutische Maßnahmen zu Verfügung. Mithilfe moderner Medikamente ist es möglich, die Funktion des Herzmuskels lange Zeit auf dem jeweiligen «Ist-Zustand» zu erhalten, den Herzrhythmus zu stabilisieren und Beschwerden zu lindern:

- Basismedikamente: Betablocker, ACE-Hemmer bzw. AT1-Antagonisten, Mineralkortikoid-Rezeptor-Antagonisten (MRA) sowie neuerdings Neprilysin-Hemmer,
- Antiarrhythmika bei Herzrhythmusstörungen,
- Diuretika («Wassertabletten») bei Wassereinlagerungen.

Zur Verbesserung der Lebensqualität wird zusätzlich regelmäßige körperliche Bewegung empfohlen.

In fortgeschrittenen Stadien kann ein Schrittmachersystem (CRT = kardiale Resynchronisationstherapie) helfen, welches zum einen die Aktivität der beiden Herzkammern koordiniert bzw. synchronisiert, um so der verbliebenen Herzmuskulatur zu einer besseren Pumpleistung zu verhelfen. Zum anderen verfügen viele dieser Geräte zusätzlich über einen Defibrillator, der auch isoliert eingepflanzt werden kann (▶ Abschn. 4.3.5) und in der Lage ist, lebensbedrohliche Herzrhythmusstörungen zu erkennen und mit einem kurzen Stromstoß zu unterbrechen. Im Endstadium einer chronischen Herzinsuffizienz kann nur eine Herztransplantation helfen, die wegen weniger Organangebote meist mit langen, psychisch sehr belastenden Wartezeiten verbunden ist und nur mit künstlichen Pumpsystemen überbrückt werden kann.

Therapieoptionen bei schwerster Herzinsuffizienz

Viele Patienten, die an einer fortgeschrittenen Herzinsuffizienz leiden, entwickeln seelische Probleme wie Schlafstörungen, Niedergeschlagenheit und Depressionen sowie Abhängigkeits- und Angstgefühle. Erschütternde Ereignisse wie akute Entgleisungen mit lebensbedrohlicher Luftnot, Mehrfach-Schockabgaben eines implantierten Defis, Reanimationen und schließlich das Bewusstsein, an einer unheilbaren und allenfalls durch eine Herztransplantation therapierbaren Erkrankung zu leiden, sind ohne psychologische Hilfe kaum zu bewältigen. Diese wird mittlerweile zumindest bei Patienten mit Überbrückungssystemen im Vorfeld sowie nach einer Herztransplantation an allen kardiologischen Transplantationszentren routinemäßig angeboten.

Seelische Störungen bei Herzinsuffizienz

Eine **akut auftretende Herzinsuffizienz** entspricht einem Notfall und ist meist verschuldet durch ein Pumpversagen im Gefolge eines Herzinfarktes, einer schweren Herzmuskelentzündung (Myokarditis), von Herzrhythmusstörungen, einer Lungenembolie oder einer plötzlichen Verschlechterung einer vorbestehenden chronischen Herzinsuffizienz, Letzteres nicht selten als Folge nicht beachteter Therapiemaßnahmen.

Akute Herzinsuffizienz

Eine Sonderform des akuten Herzversagens ist die Stress-Kardiomyopathie (Takotsubo-Kardiomyopathie), die sich innerhalb kurzer Zeit unter außergewöhnlichen Stressbelastungen entwickeln kann und am ehesten Folge einer plötzlichen und massiven Freisetzung von Stresshormonen ist. Trotz infarktähnlicher EKG-Veränderungen, erheblicher Bewegungsstörungen des Herzmuskels («Tintenfischherz», ◘ Abb. 4.1) und eines ausgeprägten Verlustes der Pumpleistung finden sich bei diesem bislang nur bei Frauen beschriebenen Krankheitsbild keine Hinweise auf dauerhafte Durchblutungsstörungen der Herzkranzarterien. Als «Ge-

Stress als Ursache

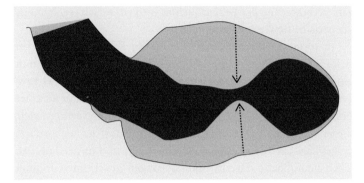

❏ Abb. 4.1   Takotsubo- (Stress-)Kardiomyopathie, schematische Darstellung
der linken Herzkammer in der Diastole (Entspannungsphase, *graue Fläche*)
und Systole (Anspannungs- bzw. Austreibungsphase, *schwarze Fläche*). Ballon-
förmige Aufblähung der Herzspitze («Tintenfischherz»), extreme Fehlfunktion
des Herzmuskels in der Mitte der Kammer (*Pfeile*). (Zusammenführende Zeich-
nung nach Originalfotos von Maiti und Dhoble 2017)

brochenes-Herz-Syndrom» oder «Broken-Heart Syndrome»
dürfte diese spezielle Form einer akuten Herzinsuffizienz auch
medizinisch nicht geschulten Menschen bekannt sein, da sie in den
vergangenen Jahren thematisch von der Publikumspresse vielfach
aufgegriffen und in zahlreichen Artikeln – oft in Verbindung mit
Prominentenschicksalen – beschrieben wurde.

4.3.5 Herzrhythmusstörungen

Vielfältige Ursachen und
Erscheinungsformen

Lieber Leser, sollten in diesem Kapitel doch noch einmal grundsätzliche Fragen zur Entstehung und Anpassung des Herzrhythmus unter unterschiedlichen Bedingungen aufkommen, blättern
Sie einfach ein paar Seiten zurück und «überfliegen» Sie nochmals
▶ Abschn. 2.2.1, der zum Verständnis der nachfolgenden Ausführungen beitragen kann. Was verstehen wir unter Herzrhythmusstörungen? Unterschieden werden langsame (bradykarde) und
schnelle (tachykarde), regelmäßige und unregelmäßige sowie
supraventrikuläre (Ursprung in den Vorhöfen) und ventrikuläre
(Ursprung in den Herzkammern) Herzrhythmusstörungen. Werden Unregelmäßigkeiten, Stolpern, hohe oder sehr niedrige Herzfrequenzen bemerkt, so kann dies manche Menschen beunruhigen, da die unermüdliche Tätigkeit des Herzens normalerweise
nicht wahrgenommen und als störungsfrei vorausgesetzt wird.
Über den Anpassungsbedarf der Herzleistung an die unterschiedlichen Anforderungen des alltäglichen Lebens und die Notwendig-

keit, die Herzschlagfolge zu steigern oder aber zu drosseln, haben Sie bereits in ▶ Abschn. 2.2.1 gelesen.

Was aber, wenn das Herz unregelmäßig schlägt oder stolpert? Nun, auch dazu haben Sie bereits erfahren, dass Unregelmäßigkeiten bei Ein- und Ausatmung normal (und eher ein gutes Zeichen) sind und dass einzelne Extrasystolen (Extraschläge) auch bei Gesunden keineswegs selten sind. Darüber hinaus gibt es auch eine Vielzahl vermeintlicher Auffälligkeiten bei Sportlern, die ohne Krankheitsbedeutung sind, sich vorwiegend durch einen sehr langsamen Pulsschlag bemerkbar machen und Ausdruck eines besonders leistungsfähigen Herzens sind: Im Vergleich zu einem untrainierten Herzen muss es weniger oft pumpen, um die gleiche Menge Blutes in den Kreislauf zu befördern. Auch Unterbrechungen im Verlauf des Reizleitungssystems, die der EKG-erfahrene Arzt als Rechtsschenkelblock, AV-Block 1. oder 2. Grades (Typ Wenckebach – wieder Name eines «Erstbeschreibers») beobachtet, müssen bei Sportlern nicht zwangsläufig als Hinweis auf eine krankhafte Herzrhythmusstörung gewertet werden. Sie sehen also, auch bei einem gesunden Herzen kann man bei genauerer Betrachtung und beim «In-sich-Hineinhören» einige Varianten des Herzrhythmus feststellen, die keinen Grund zu Besorgnis oder gar Ängsten geben! Trotzdem rate ich Ihnen nicht dazu, des Öfteren in sich hineinzuhören oder Ihren Herzschlag minutiös zu verfolgen – doch dazu später!

Entstehen Extraschläge im Vorhof, so bezeichnet man sie als **supraventrikuläre Extrasystolen**. Je schneller und länger anhaltend sie sind, desto weniger können sich die Vorhöfe mit Blut füllen und dazu beitragen, es in die Herzkammern weiterzubefördern. Kurzzeitige Episoden schnell aufeinander folgender supraventrikulärer Extrasystolen beeinträchtigen akut die Herzleistung, sodass das Gehirn vorübergehend weniger Blut erhält und Unwohlsein und Schwindel die Folgen sind; halten sie länger an, erschrecken sie zutiefst und lösen Ängste aus, sodass notfallmäßig der Arzt gerufen werden muss. In Abhängigkeit vom Schweregrad, der subjektiven Beeinträchtigung und der objektiven Gefährdung kann eine Behandlung unterbleiben oder aber medikamentös erfolgen.

Die häufigste Rhythmusstörung des Herzens ist das **Vorhofflimmern bzw. -flattern**: Dabei kommt es zu unregelmäßigen, hochfrequenten Erregungen der Vorhofmuskulatur, von denen nur einige auf die Herzkammern weitergeleitet werden. Da dies in unregelmäßigen Abständen erfolgt, wird auch der Rhythmus der Herzkammern durcheinandergebracht, sodass die Herzleistung vermindert wird (absolute Arrhythmie bei Vorhofflimmern).

Unregelmäßigkeiten ohne Krankheitswert

Störungen aus dem Vorhof

Vorhofflimmern bedeutet hämodynamisch Vorhof-Stillstand

Nicht selten tritt Vorhofflimmern nur gelegentlich (intermittierend, paroxysmal) auf, meist erfolgt die Diagnose jedoch bei permanentem Vorhofflimmern. Körperliche Leistungsminderung, Unwohlsein, Schwindelgefühle und Wahrnehmung des unregelmäßigen Pulsschlags führen Patienten zum Arzt, häufig aber auch erst ein Schlaganfall. Für Letzteren verantwortlich ist ein Blutgerinnsel, das sich im flimmernden und damit funktionell stillstehenden Vorhof bilden kann, sodass geronnenes Blut als Embolus in eine der Hirnarterien gelangt und diese verstopft. Damit ist die Sauerstoffzufuhr für das nachgeschaltete Hirnareal unterbunden. **Diagnostisch** bestätigt wird Vorhofflimmern durch EKG, Langzeit-EKG (24–72 Stunden) oder Event-Recorder, letztere werden insbesondere bei intermittierendem bzw. paroxysmalem Vorhofflimmern eingesetzt.

Ursachen

Wie entsteht Vorhofflimmern? Die **Ursachen** sind vielfältig und bedingt durch
- Überdehnungen (Klappenfehler, Herzinsuffizienz),
- Durchblutungsstörungen (koronare Herzkrankheit, Diabetes, Bluthochdruck) und/oder
- strukturelle Veränderungen der Vorhofarchitektur (bindegewebige/fibrosierende Veränderungen im Alter, bei Systemerkrankungen, Extremsport),

die sich gegenseitig beeinflussen und als Auslöser meist nicht voneinander abgrenzen lassen. Häufig bleibt die Ursache von Vorhofflimmern allerdings unklar (idiopathisch).

Symptomatische und «ursächliche» Behandlungsmöglichkeiten

Ziele der **Behandlung** sind eine Rhythmisierung (Elektrokonversion, Isolation und Verödung der auslösenden Störareale mittels Katheterablation, antiarrhytmische Medikation). Ist dies nicht möglich, so erfolgt nach speziellen Kriterien eine permanente Blutverdünnung (Marcumar® bzw. neue orale Antikoagulanzien) sowie bei schnellem Vorhofflimmern eine medikamentöse Frequenzsenkung (Betablocker). Die nach wie vor verbreitete Therapie mit Digitalis-Präparaten wie Digoxin oder Digitoxin ist aufgrund neuerer Studien umstritten. Bei langsamer (bradykarder) Arrhythmia absoluta ist eine Schrittmachertherapie zu prüfen.

Eine Katheterablation ist auch eine effektive Therapieoption bei Nachweis von angeborenen Fasern (**akzessorische Leitungsbahnen**), die die elektrische Leitung am AV-Knoten zumindest zeit- oder teilweise vorbeilenken und kreisende und anhaltende supraventrikuläre Salven auslösen können.

Ventrikuläre Herzrhythmusstörungen: Folgen und Behandlung

Extraschläge, die von den Herzkammern ausgehen, werden als **ventrikuläre Extrasystolen** bezeichnet. Treten sie vereinzelt auf, so sind sie zunächst ungefährlich. Kommen sie jedoch gehäuft oder miteinander gekoppelt vor, so gehen sie je nach Ausprägung mit einem Verlust der Herzleistung einher. Aneinandergereihte, salvenartig einfallende Extrasystolen in schneller Folge erschweren die Füllung und das Zusammenziehen der Herzkammern, sodass nur noch eine ungenügende Menge Blut in den Kreislauf gepumpt werden kann. Ventrikuläre Extrasystolen sind nicht nur therapiebedürftig, sondern stellen bei länger anhaltenden Episoden einen Notfall dar, da sie heftigen Schwindel oder Bewusstseinsverlust auslösen und in Kammerflattern oder -flimmern übergehen können. Kammerflattern oder -flimmern entspricht funktionell einem Herzstillstand und führt unbehandelt nach wenigen Minuten zum Tod. Eine Unterbrechung mittels Elektroschock (Defibrillator) sowie eine Aufrechterhaltung des Kreislaufes durch manuelle Kompression des Brustkorbes müssen daher so schnell wie möglich erfolgen, um bleibende Schäden des Gehirns zu verhindern. Der plötzliche Herztod, über den immer wieder auch bei jungen Menschen und Sportlern berichtet wird, ist in den meisten Fällen auf plötzlich auftretende, schwerwiegende Herzrhythmusstörungen zurückzuführen.

Ursachen komplexer ventrikulärer Extrasystolen sind beispielsweise die koronare Herzkrankheit (insbesondere im Verlauf oder in der Folge eines Herzinfarkts), eine chronische Herzinsuffizienz, entzündliche, nichtentzündliche und erblich bedingte Herzmuskelerkrankungen, eine Bluthochdruckerkrankung, Elektrolytstörungen und/oder unerwünschte Nebenwirkungen einiger Medikamente (z. B. Antidepressiva, Antiarrhythmika, Antiallergika), Letztere insbesondere dann, wenn sie zusammen mit anderen Substanzen eingenommen werden und sich gegenseitig beim Abbau in der Leber oder bei der Ausscheidung durch die Nieren behindern.

Unterschiedliche Ursachen

Langsame Herzrhythmusstörungen sind meist Folge einer Störung im Sinusknoten (▶ Abschn. 2.2.1) oder im AV-Knoten. Kann der elektrische Impuls im Sinusknoten nur verzögert, zwischenzeitlich oder gar nicht gebildet werden, so spricht man von einem Sinusknotenblock (SA-Block) und unterscheidet entsprechend nach Schweregraden (SA-Block Grad I–III). Bei teilweisem (SA-Block Grad II) oder vollständigem Ausfall des Sinusknotens (SA-Block Grad III) wird der Impuls auf die Vorhöfe kurzzeitig, immer mal wieder oder gar nicht übertragen. Da auch die «Befehlsleitung» an den AV-Knoten gestört ist, übernimmt bei entsprechendem Ausfall der AV-Knoten das Kommando und bildet von sich aus elektrische Impulse, die zu einer elektrischen Erregung der Herzkammern führen. Da der AV-Knoten seine Befehle (Impulse) nur in wesentlich geringerem Maße abgeben

Störung von Reizbildung oder -leitung

kann, vermag das Herz unter seinem Einfluss nur maximal ca. 60-mal pro Minute zu schlagen – was natürlich viel zu wenig ist, um bei Belastungen genügend Blut in den Kreislauf pumpen zu können.

Notstromversorgung der Herzkammern

Verzögerungen im AV-Knoten oder dessen kompletter Ausfall führen zu einer Verlangsamung der elektrischen Impulsüberleitung auf die Herzkammern (AV-Block Grad I) oder deren zwischenzeitliche (AV-Block Grad II) oder dauerhafte Unterbrechung. Bei dauerhafter Unterbrechung (AV-Block Grad III) schlagen dann Vorhöfe – erregt durch den Sinusknoten – und Herzkammern getrennt (dissoziiert) voneinander. Auch in diesem Fall kann der AV-Knoten als «Taktgeber» einspringen und eine elektrische «Notversorgung» der Herzkammern gewährleisten. Fällt auch er aus, so können auch Muskelzellen des Herzens diese Funktion kurzzeitig übernehmen, Konsequenz ist jedoch eine immer schlechter werdende Blutversorgung des Organismus.

Manche Medikamente können Herzrhythmusstörungen verursachen oder verstärken

Die Ursachen langsamer und schneller Herzrhythmusstörungen unterscheiden sich in speziellen Fällen, nicht jedoch im Allgemeinen voneinander: Stets liegen Schädigungen oder Beeinträchtigungen der elektrischen Reizbildungsorte (Sinus- und AV-Knoten) oder Reizleitungsabschnitte zugrunde, ausgelöst durch die bereits oben erwähnten Erkrankungen. Besondere Vorsicht ist bei der Verschreibung einiger Herz-Kreislauf-Medikamente (z. B. Betablocker, einige Kalziumantagonisten, Digitalis-Präparate, Clonidin u. a.) geboten, welche die Reizbildung und Weiterleitung verlangsamen oder bei vorbestehenden Schädigungen sogar zu vollständigen Blockierungen führen können.

Moderne Technik als Behandlungsoption

Die **Behandlung** von potenziell oder faktisch lebensbedrohlichen Herzrhythmusstörungen erfolgt durch Einpflanzung (Implantation) von Schrittmachersystemen, die sich hinsichtlich ihrer Aufgaben grundsätzlich voneinander unterscheiden: Während der «klassische» Schrittmacher das Herz vor einem plötzlichen Stillstand schützen soll (z. B. bei einem kompletten AV-Block Grad III), versuchen implantierte Defibrillatoren (ICD – implantierbarer Cardioverter-Defibrillator, oft auch als «Defi» bezeichnet) gefährliche Rhythmusstörungen zunächst durch elektrische Impulse, bei Versagen durch Abgabe eines Elektroschocks zu unterbrechen und in einen normalen Rhythmus umzuwandeln. Bereits im ▶ Abschn. 4.3.4 wurden implantierbare Systeme (CRT – kardiale Resynchronisationstherapie) erwähnt, die die genannten Funktionen kombinieren und zusätzlich über eine Funktion verfügen, die schwache und nicht effektive Herzschläge optimal aufeinander abstimmt und dadurch die Pumpleistung eines insuffizienten Herzens verbessert.

Auch wenn ICDs einen immensen Fortschritt in der Behandlung schwerer Rhythmusstörungen bedeuten und viele Herzpatienten vor einem vorzeitigem Tod bewahren, so ist die seelische Verarbeitung der lebenslangen Abhängigkeit von einem technischen Gerät und ärztlichen Kontrollen für viele Menschen nicht unproblematisch. Ein nicht unbeträchtlicher Anteil der Patienten entwickelt nach Implantation seelische Störungen wie Ängste, depressive Verstimmungen oder posttraumatische Belastungsstörungen (▶ Kap. 6), insbesondere dann, wenn Fehlfunktionen oder mehrfache Schockabgaben ausgelöst werden.

Lebensretter, aber psychisch potenziell belastend

4.3.6 Entzündliche Herzerkrankungen

Entzündungen des Herzens betreffen entweder die Muskulatur (**Myokarditis**) oder die Herzinnenseite (**Endokarditis**). Miteinbezogen sein kann auch der Herzbeutel (Perikarditis).

Virale Infektionen können sich u. a. auf die Herzmuskulatur ausdehnen und dort eine **Myokarditis** auslösen, die meist folgenlos ausheilt, sich gelegentlich aber auch innnerhalb kürzester Zeit zu einer schweren Herzinsuffizienz mit plötzlichem Herztod entwickeln kann.

Herzentzündungen: ernste Folgen banaler Erkrankungen

Körperliche Belastungen bei grippalen Infekten oder anderen, viralen Erkrankungen können die Abwehrkräfte des Körpers überfordern und sie daran hindern, der Viruslast habhaft zu werden. In diesen Fällen besteht die Gefahr, dass eine zunächst harmlose Myokarditis chronisch wird und die Herzmuskulatur schleichend so sehr schädigt, dass über Wochen oder Monate eine Herzmuskelschwäche entsteht. Häufig wird sie erst dann diagnostiziert, wenn Leistungsknick, Abgeschlagenheit, Luftnot, Wassereinlagerungen und Herzrhythmusstörungen die Patienten zum Arzt führen. Bei grippalen Infekten sollte man daher auf sportliche Aktivitäten bzw. größere körperliche Anstrengungen verzichten, um eine Ausbreitung der Viren zu verhindern und einem Befall des Herzens vorzubeugen. Bei vermuteter oder diagnostizierter Myokarditis ist körperliche Schonung geboten und das Bett zu hüten.

Körperliche Schonung bei grippalen Infekten

Die Diagnose einer Myokarditis ergibt sich aufgrund von körperlichen Beschwerden, EKG-Veränderungen und dem zeitlichen Zusammenhang mit einem grippalen Infekt. Im Blut lassen sich Entzündungszeichen erkennen und der Verlauf der Erkrankung anhand spezifischer Reaktionen der Abwehrkräfte auf den viralen Befall abschätzen. Ein direkter, zuverlässiger Nachweis einer viralen Myokarditis ist jedoch nur möglich durch Myokard-

Risiko und Nutzen diagnostischer Möglichkeiten

biopsien, deren Risiko und Nutzen in jedem Fall gegeneinander abzuwägen ist.

Die Behandlung einer chronischen Herzinsuffizienz wurde bereits in ▸ Abschn. 4.3.4 beschrieben und gilt gleichermaßen auch für eine Herzmuskelschwäche als Folge einer Myokarditis.

Mitbefall der Herzklappen

Über die **Endokarditis** haben Sie bereits in ▸ Abschn. 4.3.3 gelesen, denn zur Innenseite des Herzens gehören auch und insbesondere die Herzklappen. Meist werden diese Entzündungen durch Bakterien verursacht, die über Eintrittspforten ins Blut gelangen, sich an meist vorgeschädigten Herzklappen, an Kunstklappen oder an implantierten Schrittmacherkabeln ansiedeln und vermehren. Durch die entzündlichen Prozesse werden die befallene Herzklappe sowie ihr Halteapparat innerhalb kurzer Zeit zerstört, sodass Blut über die undichte Klappe in die vorgeschaltete Herzkammer zurückfließt. Je nach Schwere der Klappeninsuffizienz besteht die Gefahr einer akuten Herzmuskelschwäche. Lösen sich Teile der geschädigten Herzklappe, so können sie im Blut als Embolus in Hirngefäße fortgetragen werden und einen Schlaganfall verursachen. Ein Befall weiterer Organe oder Blutgefäße ist möglich, wenn sich bakterielle Ansiedlungen von den Klappen lösen und im Körper verteilt werden.

Die Folgen einer Endo- oder Myokarditis (Klappendefekte, Herzinsuffizienz, Herzrhythmusstörungen) können psychisch belasten und wurden in den jeweiligen Abschnitten bereits erwähnt.

4.3.7 Funktionelle Herzbeschwerden

Herzbeschwerden ohne erklärenden Organbefund

Als funktionelle bzw. somatoforme Herzbeschwerden werden subjektiv als bedrohlich empfundene Wahrnehmungen des Herzens bezeichnet, für die objektiv keine organisch erklärende Ursache gefunden werden kann. Betroffen sind Patienten sowohl ohne als auch mit früher erlebter, jedoch stabiler Herzerkrankung (◲ Abb. 4.2). Für sie ist es nicht verständlich, dass Beschwerden wie Herzrasen, -stolpern und -hämmern sowie Druck- und Engegefühle vor der Brust auch ohne organisch erklärenden Herzbefund auftreten und wahrgenommen werden können. Von Angst getrieben, streben sie daher immer wieder neue Untersuchungen an, die üblicherweise die erste bestätigen. So entsteht schließlich eine aus ihrer Sicht erfolglose Odyssee durch das Gesundheitssystem bei bleibenden Beschwerden, sich steigernden Ängsten, Panikattacken, Todesangst und in der weiteren Folge nicht selten depressiven Störungen. Aus Angst vermeiden sie jede körperliche und seelische Belastung, sodass die Herzleistung mit zunehmender

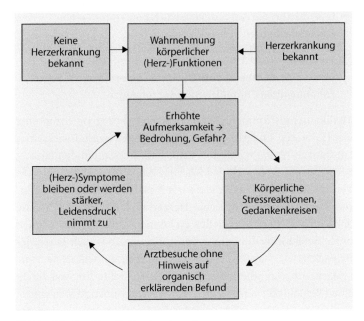

◘ Abb. 4.2   Funktionelle Herzbeschwerden

zeitlicher Dauer der Schonung tatsächlich abnimmt und nur durch Steigerung der Herzfrequenz ausgeglichen werden kann. Schließlich lösen bereits geringste körperliche Anstrengungen hohe Herzfrequenzen aus, die als erneuter «Beweis» interpretiert werden, dass doch ein übersehenes organisches Herzleiden vorzuliegen scheint. Es besteht ein hoher Leidensdruck, basierend auf einer ständigen, nach innen gerichteten Beobachtung körperlicher Wahrnehmungen, die bei kleinsten Auffälligkeiten dem Herzen zugeordnet werden, erschrecken und die bereits oben beschriebene Eskalation der Gefühlswelt auslösen. Häufig finden sich in der Vorgeschichte betroffener Patienten Verluste oder Erkrankungen nahestehender Menschen, einschneidende Veränderungen der Lebensumstände, übertrieben negative Selbsteinschätzungen eigener medizinischer Befunde oder andere Ereignisse, die dem erstmaligen Auftreten der Symptome vorangegangen sind.

Falls Sie, lieber Leser, sich möglicherweise selbst in dem Dilemma befinden, einerseits Beschwerden zu verspüren, die Sie Ihrem Herzen zuordnen, andererseits aber von Ihrem Arzt (oder bereits mehreren Ärzten) gehört haben, dass keine organische Herzerkrankung vorliegt, so finden Sie

Psychotherapeutische Hilfe

━ in ▶ Abschn. 2.2.1 Ansätze, die es Ihnen vielleicht erleichtern, sich alternativen Erklärungen Ihrer Beschwerden gedanklich zu nähern,

— in ▶ Abschn. 6.4 Anregungen, wie Sie aufkommenden
Ängsten entgegenwirken können.

❯ Zudem an dieser Stelle die dringende Empfehlung an Sie,
sich um psychotherapeutische Hilfe zu bemühen, um einer
zunehmenden Chronifizierung vorzubeugen.

«Für» und «Wider»
einer symptomatischen
Betablocker-Therapie

Medikamentös können Betablocker stressbezogene Symptome
wie Herzrasen lindern, die Einnahme älterer, zentral wirksamer
Substanzen (z. B. Propanolol) kann das Stressempfinden günstig
beeinflussen. Es besteht jedoch zum einen die Gefahr, dass die
Verordnung eines «Herzmittels» als Ausdruck der ärztlichen Unsicherheit gewertet wird, eine Herzerkrankung möglicherweise
doch nicht sicher ausschließen zu können; zum anderen können
unter Betablocker-Einnahme tatsächliche oder – nach Lesen des
Beipackzettels – als Nocebo-Effekt wahrgenommene Nebenwirkungen auftreten, die weiter verunsichern. Sollte Ihr Arzt Ihnen
einen Betablocker verschreiben, so folgen Sie seinen Anweisungen.
Verändern Sie eigenmächtig weder die Dosierung noch setzen Sie
das Medikament abrupt ab, da vorbestehende Beschwerden wie
Herzrasen verstärkt auftreten oder im schlimmsten Fall sogar eine
Bluthochdruckkrise auslösen können.

Etwas anders gelagert, aber mit ähnlich quälenden Folgen für
die Lebensqualität verbunden sind hypochondrische Störungen,
bei denen anfänglich nicht die körperlichen Wahrnehmungen
(Herzrasen usw.), sondern übertriebene Ängste vor (Herz-)Er-
krankungen im Vordergrund des Erlebens stehen.

4.4   Kurz zusammengefasst

— Herz-Kreislauf-Erkrankungen sind gleichermaßen häufig bei
Frauen und Männern.
— Viele Herz-Kreislauf-Erkrankungen verursachen lange Zeit
keine Beschwerden, andere verursachen innerhalb kürzester
Zeit heftige Beschwerden und erfordern eine notfallmäßige
Versorgung.
— Enge, Druck und Schmerzen im Brustkorb – mit und ohne
Ausstrahlung –, Müdigkeit, Leistungsknick, Luftnot, Schwindel, unregelmäßiger Herzrhythmus und Wassereinlagerungen
sind Beispiele für körperliche Beschwerden, die als Folge
einer Herzerkrankung, aber auch anderer Erkrankungen
auftreten können. Lässt sich kein Organbefund erheben, so ist
von funktionellen (Herz-)Beschwerden auszugehen.

- Körperliche Beschwerden müssen ursächlich abgeklärt werden – einmal!
- Die meisten Untersuchungsverfahren sind ungefährlich und körperlich nicht belastend – also kein Grund, sich nicht auch vorsorglich untersuchen zu lassen!
- Invasive Verfahren (z. B. Herzkatheter) wird man Ihnen nur dann vorschlagen, wenn sie wirklich indiziert sind und der zu erwartende Nutzen (für Sie) deutlich größer ist als das Risiko – haben Sie also keine Angst davor, sondern seien Sie froh, dass diese Möglichkeiten gegeben sind. Das ist nicht in allen Teilen dieser Welt so!
- Sie finden in diesem Kapitel die wichtigsten Herzerkrankungen beschrieben (Bluthochdruck, koronare Herzkrankheit, Herzmuskelschwäche, Herzrhythmusstörungen, entzündliche Erkrankungen des Herzens, funktionelle Herzbeschwerden).
- In vielen Fällen können die körperliche Erkrankung medikamentös oder durch moderne operative Verfahren, die psychischen (Folge-)Störungen psychotherapeutisch oder ebenfalls medikamentös behandelt werden.
- Funktionelle Herzbeschwerden verursachen einen erheblichen Leidensdruck und sind vorrangig psychotherapeutisch zu behandeln.

Mit diesen sachlichen Informationen über eine diagnostizierte oder vermutete Erkrankung ausgerüstet, müssen Sie sich keine unnötig belastenden Gedanken mehr machen bzw. können sich angemessen auf die Realitäten einstellen.

Seelische Folgen erkennen und (be)handeln

Inhaltsverzeichnis

Herzerkrankung und seelisches «Tief»: Wie kann ich mir selber helfen?

© Springer-Verlag GmbH Deutschland, ein Teil von Springer Nature 2018
M. Stimpel, *Leben mit Herzerkrankungen*
https://doi.org/10.1007/978-3-662-55990-1_5

Herzerkrankungen ängstigen

Die Diagnose oder das Erleben einer Herzerkrankung ist wie ein Schuss vor den Bug: Er kann verängstigen, Panik verursachen oder verzweifeln lassen. So fortzufahren wie bisher oder so zu tun, als hätte es keinen «Schuss» gegeben, kann jedoch bedeuten, dass der nächste trifft ...

Aktives Vorgehen hilft

In diesem Kapitel sollen Sie daher motiviert werden, trotz allzu verständlicher Ängste, Sorgen oder auch Niedergeschlagenheit, die Sie möglicherweise als Folge Ihrer Herzerkrankung empfinden, Ihr seelisches Tief durch Eigeninitiative und aktives Vorgehen zu überwinden, Zutrauen zu Ihrem Herzen wiederzugewinnen und sich nach und nach lebenswerte Lebensqualität zurückzuerobern. Es ist gut möglich, dass Sie dafür bisherige Sicht- und Denkweisen überprüfen und Ansprüche an sich selbst und Ihre bisher geplante Zukunft ändern müssen. Dass das nicht leicht sein wird, ist mir sehr bewusst.

Zeit hilft zu verarbeiten

Fast alle Menschen benötigen nach einem belastenden Erlebnis Zeit, um dieses zu verarbeiten, neue Perspektiven zu gewinnen und sich auf veränderte Lebensverhältnisse einzustellen. Für diesen, als Krankheitsbewältigung bezeichneten Prozess gibt es keine Patentrezepte, da jeder Mensch eine andere Vorgeschichte, andere Bedürfnisse sowie andere Ansprüche an das Leben hat und über individuell unterschiedliche Fähigkeiten verfügt, mit Lebenskrisen umzugehen. Nachfolgend finden Sie daher einige Anregungen, wie Sie als Herzpatient und Ihre Angehörigen aktiv dazu beitragen können, günstige Voraussetzungen für eine erfolgreiche Krankheitsbewältigung zu schaffen, um langfristig Ihre Lebensqualität und Prognose positiv zu beeinflussen.

» Der Pessimist klagt über den Wind, der Optimist hofft, dass der Wind sich dreht und der Realist hisst die Segel. (A. W. Ward)

Anders ausgedrückt: Klagen hilft nicht, hoffen reicht nicht – sehen Sie, was möglich ist, packen Sie es an und gestalten Sie Ihr Leben neu!

5.1   Krankheitsbewältigung

Lernen, zu akzeptieren

Was bedeutet «Krankheitsbewältigung»? Der Begriff beinhaltet, dass jede schwere oder als schwer empfundene Erkrankung Spuren im Seelenleben eines Menschen hinterlässt, mit denen «umzugehen» entscheidend für die zukünftige Lebensqualität sein kann. Im angelsächsischen Sprachraum als «Coping» («to cope» = umgehen, fertig werden, zurechtkommen mit) bezeichnet, kann dieser Prozess im Hinblick auf das weitere Leben günstig oder ungünstig verlaufen.

Als günstig für eine zukünftig akzeptable Lebensqualität und Prognose wird die bewusste Auseinandersetzung mit dem Erlebten, das Nutzen von Ressourcen und das aktive Arbeiten mit den verbliebenen, gesunden Möglichkeiten angesehen. Voraussetzung hierfür ist nach mehrheitlicher Meinung eine erfolgreiche «Trauerarbeit», auf die später an anderer Stelle noch etwas näher eingegangen wird ▶ Abschn. 5.3.1). – Als ungünstiges Coping wird ein dauerhaftes Verleugnen der Erkrankung betrachtet, da es meist mit passivem, resignativen Verhalten («darüber möchte ich nicht sprechen», «war doch nichts», «hilft eh nichts mehr» usw.), sozialem Rückzug oder Selbstvorwürfen einhergeht («ich habe alles falsch gemacht»). Auch ist es mit unzuverlässiger Einnahme notwendiger Medikamente sowie fehlendem Willen zur Korrektur ungesunder Lebensstile vergesellschaftet. Ungünstige Coping-Strategien mindern folglich nicht nur die Lebensqualität, sondern verschlechtern auch die Prognose der Herz-Kreislauf-Erkrankung.

Sich der Realität stellen

Welche Faktoren entscheiden darüber, wie eine Herzerkrankung bewältigt wird? Wie auch bei anderen Lebenskrisen, erfolgt deren Verarbeitung in einer sich wechselseitig beeinflussenden Gemengelage aus gefühlsbetonten, vernunftgesteuerten und erlernten Anteilen, deren Dominanz sich – abhängig oder unabhängig vom Krankheitsverlauf – abwechseln kann. Ob die Krankheitsbewältigung erfolgreich verläuft und zu einer als annehmbar empfundenen Lebensqualität sowie zu einem angemessenen Gesundheitsverhalten führt, ist im Wesentlichen abhängig von drei Faktoren:

Erfolgreiche Krankheitsbewältigung

- von individuell unterschiedlich ausgeprägten Fähigkeiten, mit Lebenskrisen, Niederlagen und Rückschlägen umzugehen und sie für künftige Entwicklungen zu nutzen – in der Psychologie auch bezeichnet als «Resilienz»,
- von Art, Schwere und zu erwartendem Verlauf der Herz-Kreislauf-Erkrankung,
- von sozialer Unterstützung und den wirtschaftlichen Verhältnissen.

Nach ihrer Einschätzung befragt, würden die meisten wahrscheinlich vermuten, dass Schweregrad und Prognose einer Erkrankung entscheidend für deren Bewältigung sind. Das erscheint auf den ersten Blick einleuchtend, denn es ist aus objektiver Betrachtung heraus ein Unterschied, ob jemand sein Herz schlagen hört und sich ängstigt oder ob ein anderer an einer schweren Herzerkrankung leidet, die seinen körperlichen Aktionsradius erheblich ein-

Individuelle Voraussetzungen entscheiden

schränkt. Tatsächlich aber tragen Resilienz sowie soziale und wirtschaftliche Ressourcen erheblich dazu bei, Lebenskrisen erfolgreich zu bewältigen und aus ihnen mit neuer Kraft und Zuversicht hervorzugehen. Dementsprechend bin ich immer wieder Herz-Kreislauf-Patienten begegnet, die es trotz erheblicher körperlicher Einschränkungen, seelischer Herausforderungen und einschneidender sozialer Zugeständnisse geschafft hatten, sich mit den Bitternissen ihres zunehmend versagenden Herzens zu arrangieren und aus den ihnen verbliebenen Möglichkeiten ein für sie akzeptables Maß an Lebensqualität zu gewinnen.

5.2   Aufklärung, sich informieren

Verstehen hilft zu verarbeiten

Bereits an anderer Stelle wurde darauf hingewiesen, dass fehlendes Basiswissen über den eigenen Körper und – im vorliegenden Kontext – über das Herz-Kreislauf-System sowohl Quelle für unbegründete Vermutungen, Ängste und Sorgen als auch erschwerend für die Verständigung zwischen Arzt und Patient sein können. So wie es leichter fällt, die Bedienung eines Autos zu erklären, wenn bekannt ist, was ein Auto ist, so bereitet es weniger Schwierigkeiten, Ihnen Unregelmäßigkeiten des Herzrhythmus oder eine erlittene Herzerkrankung zu erklären, wenn Sie zumindest in groben Zügen die Funktionen von Herz und Kreislauf verstanden haben. Vielleicht ist es doch noch einmal sinnvoll, einen Blick in ► Kap. 2 zu werfen?

Eingeschränkte Aufnahmefähigkeit in Akutsituationen

Jede Akutsituation (Herzinfarkt, Herzversagen, Blutdruckentgleisung, Erstdiagnose einer schwerwiegenden Herz-Kreislauf-Erkrankung) in einer fremden, als bedrohlich empfundenen Umgebung (Akutklinik, Notfall- oder Katheterraum, Intensivstation) schränkt die Aufnahmefähigkeit jedes Patienten erheblich ein, sodass erklärende Worte des betreuenden Arztes aufgrund der überflutenden Gefühle und Wahrnehmungen kaum verstanden werden können.

Der Hausarzt hilft

Sind nach Erhalt einer folgenschweren Diagnose oder nach einem kardialen Akutereignis einigermaßen klare Gedanken (wieder) möglich, sollte der Kontakt zum behandelnden Arzt gesucht und eine verständlich formulierte Erklärung der Erkrankung, der zu erwartenden Konsequenzen und etwaig notwendiger Therapiemaßnahmen eingefordert werden. Emotional hilfreich und für das Verständnis förderlich ist es, wenn ein nahestehender Angehöriger dem Gespräch beiwohnen kann. Leider reicht ein einzelnes Gespräch weder in der kardiologischen Praxis noch in der Akutklinik aus, um «alles» zu verstehen, da die Zeit dort üblicherweise knapp ist und eine psychokardiologische Betreuung nur sehr selten angeboten werden kann. Eine besonders wichtige Rolle kommt in einer solchen Situation daher den Hausärzten zu, die ihre Patienten häufig schon längere Zeit kennen und als Vertrauensperson wertvolle medizinische Aufklärungsarbeit leisten können. Auch verfügen heutzutage viele Hausärzte über eine psychosomatische Grundausbildung (Psychosomatische Grundversorgung), die sie befähigen sollte, aufkommende Ängste, Sorgen oder andere seelische Störungen frühzeitig wahrzunehmen, diese direkt anzusprechen und – falls Gespräche allein nicht ausreichen – entsprechende Patienten zur weiteren Betreuung an einen ärztlichen oder psychologischen Psychotherapeuten zu überweisen (▶ Kap. 7).

Nach einem Herzinfarkt oder einem operativen Eingriff am Herzen wird in Deutschland üblicherweise eine Anschlussheilbehandlung in einer kardiologischen Rehabilitationsklinik angeboten, deren Aufgabe es u. a. ist, durch Vorträge und Seminare grundsätzliches Wissen über das Herz-Kreislauf-System und seine Erkrankungen sowie über Risikofaktoren und Vorsorgemaßnahmen zu vermitteln. Auch besteht das Angebot einer psychologischen Beratung, die in einigen Rehabilitationskliniken bereits durch psychokardiologisch geschulte Therapeuten durchgeführt wird.

Rehabilitationsklinik

Zurückhaltend sehe ich in Krankheitssituationen die Nutzung des Internets als einzige Informationsquelle, und zwar sowohl für Patienten als auch für medizinisch nicht geschulte Angehörige. Ohne fachlich kompetente Korrektur ist die Fülle an Informationen weder zu verarbeiten noch in ihrer Relevanz für die eigenen Symptome oder die erlittene Erkrankung einzuschätzen, sodass Fehlinterpretationen und falsche Schlussfolgerungen vorprogrammiert sind.

Informationsquelle Internet

5.3   Ressourcen mobilisieren

Als Ressourcen werden in der Psychologie alle Eigenschaften, Fähigkeiten und Handlungsmöglichkeiten bezeichnet, die helfen, negative Erlebnisse und Lebenskrisen – wie beispielsweise eine schwere Erkrankung – zu meistern und aus ihnen mit neuem Lebensmut hervorzugehen. Vorhandene Ressourcen zu mobilisieren und andere neu aufzubauen, ist daher eine wichtige Grundlage für eine erfolgreiche Krankheitsbewältigung. Eine stabile, verständnisvolle Partnerschaft und ein vertrautes soziales Umfeld sind Beispiele für äußere Ressourcen, die nicht nur einen positiven Ein-

Sein Leben neu organisieren

fluss auf die Lebensqualität und mögliche psychische Folgestörungen bei Patienten mit koronarer Herzkrankheit haben, sondern auch auf deren Prognose. Entsprechend konnte gezeigt werden, dass die Lebenserwartung von verheirateten Herzpatienten deutlich höher ist als jene von alleinstehenden und dass sozialer Rückzug mit einem erhöhten Risiko eines erneuten Herzinfarktes bzw. einer Befundverschlechterung einhergeht. Beispiele für den Aufbau neuer Ressourcen sind körperliche Aktivität sowie das Erlernen und Ausüben von Entspannungs- und Atemtechniken. Aber auch das Besinnen auf Tätigkeiten, die vielleicht zu früheren Zeiten Freude und Entspannung verschafft haben wie Malen, Musizieren, Basteln oder Fotografieren kann dazu beitragen, die Erkrankung zu verarbeiten und neue Perspektiven zu entwickeln.

5.3.1 Soziale Ressourcen nutzen

Lebenspartner, Familie

Hilfe bei der Trauerarbeit

Für jede schwere Erkrankung ist vom Betroffenen eine «Trauerarbeit» zu leisten, in deren unterschiedlichen Phasen die überwiegend emotional gesteuerten Reaktionen wie Schock («das kann doch nicht wahr sein!»), Aggression («warum gerade ich?»), Niedergeschlagenheit («wozu bin ich jetzt noch gut?», «Ich habe alles falsch gemacht»), Verhandeln («Es muss doch auch andere (Behandlungs-) Möglichkeiten geben») durch Gespräche, Geduld und Einfühlungsvermögen eines verständnisvollen Lebenspartners günstig beeinflusst werden können.

Sich «öffnen»

Die Botschaft ist also klar: Damit diese wertvolle Ressource genutzt werden kann, müssen die beschriebenen Gefühle und Gedanken dem Partner auch mitgeteilt werden; Sie können nicht darauf vertrauen, dass sie oder er Ihre Gefühle erahnt und Sie von sich aus darauf anspricht! Trauerarbeit «gemeinsam» zu durchleben bedeutet eine psychische Herausforderung (auch) für die Angehörigen, trägt aber dazu bei, die Trauerarbeit erfolgreich zu beenden und schließlich die Krankheit zu akzeptieren, sich mit den verbliebenen Möglichkeiten zu arrangieren und sich im realen Leben wiederzufinden (Elisabeth Kübler-Ross: Phasenmodell der Trauerarbeit). Der offene Umgang mit der Erkrankung, mit Gefühlen, Gedanken und nachvollziehbaren Ansprüchen sollte selbstverständlich auch andere Familienangehörige einschließen, die ebenfalls eine emotionale und/oder «gesund-nüchterne» Unterstützung sein können. Stimmungstiefs und Tränen werden aber auch von Kindern gespürt bzw. gesehen, und wenn man sie ihnen mit verständlichen Worten erklärt, kann auch deren tröstende

Umarmung Entlastung und Zuversicht bedeuten – und zwar für beide Teile!

Bekannte, Freunde

Gute Bekannte oder Freunde können ebenfalls hilfreich bei der Bewältigung einer Herz-Kreislauf-Erkrankung sein, insbesondere dann, wenn kein Lebenspartner oder nahestehender Angehöriger vorhanden ist. Vielleicht hat ein Freund auch schon schwere Zeiten erlebt und kann sich daran erinnern, wie belastend die damaligen Gefühle und Gedanken für ihn waren? Freunde sind dann eine wertvolle Ressource, wenn sie den Prozess der Krankheitsbewältigung durch Verständnis und Mitgefühl unterstützen, zu angemessenen Aktivitäten motivieren und medizinisch gebotene Therapie- und Verhaltensempfehlungen positiv verstärken. Leider birgt der Kontakt zu Freunden, Bekannten oder Mitpatienten auch die Gefahr der kollektiven Verleugnung und Vermeidung, sodass Vorsicht geboten ist, wenn Diagnosen und gesicherte Risikofaktoren bezweifelt und ärztlich empfohlene Therapiemaßnahmen banalisiert oder in Frage gestellt werden.

Wie soziale Kontakte helfen

Herzsportgruppen

Fast überall in Deutschland werden Herzsportgruppen angeboten, die in der Regel von erfahrenen Ärzten geleitet und betreut werden. Herzsportgruppen sind eine sehr wichtige Ressource für die Nachbetreuung eines kardialen Akutereignisses, da sie unter fachlicher Kontrolle erfolgen und zum einen neues Vertrauen in die körperliche Leistungsfähigkeit vermitteln und zum anderen auch vor Überforderung schützen. Sie tragen damit auch erheblich zur Stabilisierung des inneren Gleichgewichtes bei und fördern die Selbstakzeptanz. Darüber hinaus kommt den Herzsportgruppen eine nicht zu unterschätzende soziale Bedeutung zu, da Patienten zusammengeführt werden, die Ähnliches erlebt und bewusst den Weg einer aktiven Krankheitsbewältigung gewählt haben. Ich möchte Sie an dieser Stelle daher ermutigen, sich über ein entsprechendes Angebot in Ihrer Nähe zu informieren und einen Besuch zum Kennenlernen zu vereinbaren. Entsprechende Kontaktdaten können u. a. bei der Deutschen Herzstiftung e. V. erfragt werden bzw. finden sich auf deren Internetseite (▶ Serviceteil).

Zutrauen zurückgewinnen

Selbsthilfegruppen

Selbsthilfegruppen können auch eine psychosoziale Ressource darstellen, wenn durch sie die Akzeptanz der Herz-Kreislauf-Erkrankung gefördert und das Gesundheitsverhalten positiv beeinflusst werden. Es tut gut, sich mit «Leidensgenossen» auszu-

Sich austauschen, von anderen profitieren

tauschen und das Gefühl zu entwickeln, mit seinen Sorgen und Ängsten nicht allein zu sein und verstanden zu werden. Es ist hilfreich, wenn durch Zuspruch und Berichte positiver Erfahrungen Zweifel an ärztlichen Empfehlungen oder der Sinnhaftigkeit medikamentöser Maßnahmen beseitigt werden können. Einige Selbsthilfegruppen organisieren gemeinsame Aktivitäten wie Wandern, Teilnahme an Herzsportgruppen sowie Reisen und fördern damit den sozialen Zusammenhalt untereinander, sodass neue Freundschaften entstehen können.

Kritisch bleiben

Leider – und das muss kritisch angemerkt werden – sind nicht alle Selbsthilfegruppen eine förderliche Anlaufstelle, da sich gelegentlich auch Patientenkonstellationen entwickeln, die mit ihrem Schicksal hadern, unzufrieden mit Diagnosen und Therapieempfehlungen sind und/oder nach Bestätigung eines passiven und resignierenden Krankheitsverhaltens suchen. Gelingt es ihnen, die Dynamik einer Selbsthilfegruppe in ihrem Sinne zu instrumentalisieren, ist die Teilnahme kontraproduktiv für eine günstige Krankheitsbewältigung.

Gruppendynamik in Rehabilitationskliniken

Vor- und Nachteile

In Deutschland bietet der von Kostenträgern finanzierte, stationäre Aufenthalt in Rehabilitationskliniken für Herz-Kreislauf-Patienten eine in der Welt einmalige Chance, sich im Rahmen der gesetzlichen Versicherungsträger fernab von beruflichen und privaten Verpflichtungen eingehend Informationen über seine Erkrankung sowie notwendige Therapie- und Verhaltensmaßnahmen einzuholen bzw. zu erlernen, unter Überwachung durch körperliche Aktivität Vertrauen in seine körperliche Leistungsfähigkeit wiederzugewinnen und sich bei aufkommenden Ängsten, Sorgen oder Niedergeschlagenheit psychologische Unterstützung einzuholen. Darüber hinaus bieten drei Wochen Zusammenleben, gemeinsames Training und gedanklicher Austausch die Möglichkeit, Menschen mit ähnlichem Schicksal zu begegnen, sie näher kennenzulernen und sich gegenseitig zu gesundheitsfördernden Maßnahmen zu motivieren. Nicht selten ist ein gemeinsam erlebter Reha-Aufenthalt sogar Anfang einer Freundschaft, die auch in der Folgezeit eine soziale Ressource in Phasen fehlender Motivation von Lebensstilveränderungen oder bei erneut aufkommenden Ängsten, Zweifeln oder Niedergeschlagenheit sein kann. Bedauerlicherweise finden sich jedoch an Reha-Kliniken noch immer Raucherpavillons, in denen Patienten sehr schnell eine «Gemeinschaft» vorfinden, die trotz Herzerkrankung ihre meist vorhandenen Bedenken und Ängste durch kollektive Ignoranz aller ärztlichen Therapie- und Verhaltensempfehlungen bekämpfen und sich in der vermeintlichen Richtigkeit ihres Verhaltens untereinander bestätigen.

5.3.2 Innere Ressourcen aufbauen

Körperliche Bewegung, Ausdauersport

Ein besonderer Stellenwert in der Bewältigung von Herz-Kreislauf-Erkrankungen wird der Aufnahme körperlicher Aktivität beigemessen, da insbesondere regelmäßiges Ausdauertraining nicht nur die Funktionen des Herz-Kreislauf-Systems, sondern auch das seelische Befinden verbessert und daher in erheblichem Maße zu einer Steigerung der Lebensqualität beiträgt. Entsprechend konnten in klinischen Studien folgende Effekte bei regelmäßig ausgeübtem Ausdauersport nachgewiesen werden:

Körperliche Aktivität hilft Körper und Seele

- Blutdrucksenkung, Verbesserung der Diabetes-Einstellung, Cholesterinsenkung, Gewichtsregulierung,
- Verbesserung kardialer Funktionen (Senkung der Pulsfrequenz, Steigerung der Herzauswurfleistung),
- Verbesserung der körperlichen Leistungsfähigkeit,
- antidepressive Wirkung,
- Steigerung der Selbstakzeptanz,
- Stressabbau,
- Stabilisierung des Biorhythmus, Verbesserung der Schlafqualität,
- Verbesserung der Lebensqualität.

Wie aber sollen Sie mit dem Training beginnen, wenn Sie bereits vor der Diagnose der Herz-Kreislauf-Erkrankung längere Zeit keine sportlichen Aktivitäten ausgeübt hatten? Es versteht sich (hoffentlich) von selbst, dass Sie dies zunächst mit Ihrem behandelnden Hausarzt oder Kardiologen besprechen müssen, da die Schwere Ihrer Erkrankung Trainingsdauer und -intensität bestimmt.

Sport nicht ohne ärztlichen Rat beginnen

Während bei Patienten mit subjektiv empfundenen Herzproblemen ohne Nachweis einer organischen Herzerkrankung kein grundsätzliches Belastungslimit besteht, ist bei höhergradiger Herzmuskelschwäche Ausdauertraining zwar ebenfalls zu empfehlen, jedoch nur unter strenger Kontrolle und mit sehr begrenzter Belastung. Sehr geeignet für ein professionell überwachtes Training sind die bereits erwähnten Herzsportgruppen, rehabilitative Einrichtungen und Fitnessstudios mit ärztlicher Begleitung.

Grenzen (er)kennen

Langsam und kontrolliert
beginnen

Als wichtige Regel gilt, dass Sie Ausdauersport langsam und unter ständiger Pulskontrolle beginnen sollten. Ist es mit den Einschränkungen Ihrer Herzerkrankung und der Ihnen verschriebenen Medikation vereinbar, können Sie die Belastungsdauer langsam steigern. Dabei sollten Sie stets in der Lage sein, sich ohne Atemnot zu unterhalten. Lassen Sie sich also Zeit, um das Ziel einer Dauerbelastung von 25–40 Minuten bei einer Pulsfrequenz von 200 minus Lebensalter zu erreichen! Sie nehmen einen Betablocker ein? Dann sollten Sie eine etwa 15 Prozent niedrigere Herzfrequenz anpeilen!

Leisten Sie sich daher eine gute Pulsuhr, die Sie bei Erreichen Ihrer persönlichen maximalen Herzfrequenz durch ein akustisches Signal darüber informiert und Sie vor Überlastung schützt. Sie werden sich zudem sicherer fühlen, wenn Sie ein Mobilfunktelefon mit sich führen.

Gemeinsamer Ausdauer-
sport, kein Wettkampf

Förderlich für eine dauerhafte Motivation ist es auch, Ausdauersport gemeinsam zu betreiben: entweder in einer Gruppe, mit dem Lebenspartner oder mit einem Freund bzw. Bekannten. Zu vermeiden ist hierbei jedoch Konkurrenz-, Leistungs- oder Wettbewerbsverhalten.

Welche Sportart ist
geeignet?

Bleibt die Frage, welche Sportart sich eignet? Unabhängig von der empfohlenen Belastungsstufe, die sich – wie schon erwähnt – nach der Grunderkrankung richtet, sollten Sie auch die Sportart mit Ihrem Arzt absprechen. Obwohl Walking, Nordic-Walking, Laufen/Jogging, Fahrradergometer, Schwimmen, Rudern oder Stepper hinsichtlich des Trainingseffektes in etwa gleichwertig zu beurteilen sind, belasten sie nicht nur das Herz, sondern auch den gesamten Organismus unterschiedlich. Bedenken Sie auch, dass es in den Monaten nach einem kardialen Ereignis wichtig ist, körperliche Aktivität unter professioneller Aufsicht auszuüben.

Entspannungsübungen lernen

Ängste, Sorgen und Stress
verringern

Anspannung und Entspannung bedingen einander und bestimmen weite Teile unseres täglichen Lebens. Folgt Phasen erhöhter Anspannung eine ausreichende Zeit zur Entspannung, so können sich unsere körperlichen und geistigen Kräfte regenerieren und für neue Herausforderungen zur Verfügung stehen. Ungewissheiten, sorgende Gedanken und Ängste im Kontext einer vermuteten oder tatsächlichen Herz-Kreislauf-Erkrankung bedeuten jedoch einen Zustand permanenter Anspannung und zunehmender Erschöpfung. Ziel von Entspannungsverfahren ist es daher, diese seelische Anspannung und ihre körperlichen Anzeichen wahrzunehmen und zu lernen, sie rechtzeitig zu kontrollieren und abzubauen, bevor sich eine ernsthafte Störung des seelischen Befindens entwickeln kann. Auch wenn die Verfahren, die Ihnen nachfolgend empfohlen werden, einfach zu erlernen sind, müssen Sie eingeübt werden. Dazu sollten Sie Zeiten wählen, in denen Sie sich einigermaßen entspannt fühlen, damit Sie sie bei aufkommender Anspannung oder Angst wirksam anwenden können.

Das in Deutschland mittlerweile am meisten angewandte Entspannungsverfahren ist die **Progressive (Muskel-)Relaxation** (PMR oder PR) nach Jacobson, dessen Grundprinzip auf einer bewussten An- und Entspannung bestimmter Muskelgruppen bzw. einzelner Muskeln beruht. Jacobson, ein US-amerikanischer Arzt, erkannte bereits in den 30er Jahren des vergangenen Jahrhunderts, dass sich seelische Spannungszustände auch in einer erhöhten Muskelspannung widerspiegeln. Entspannung der Muskulatur führe – so Jacobson – zu einer verminderten Sympathikus- und einer gesteigerten Parasympathikus-Aktivität (▶ Abschn. 2.2.1) und könne daher gezielt angewandt werden, um seelische Spannungszustände abzubauen. Mittlerweile konnte in zahlreichen klinischen Studien der Nutzen der PR in der Prophylaxe und Behandlung von Angststörungen (▶ Abschn. 6.4) und anderen psychischen Zuständen belegt werden, die mit einer dauerhaft erhöhten Anspannung einhergehen. Auch bei Stress, Burn-out, Schlafstörungen, Spannungskopfschmerzen und chronischen Rückenschmerzen können mit PR gute Erfolge erzielt werden. Für Patienten mit Herz-Kreislauf-Erkrankungen ist sie ein sehr geeignetes Entspannungsverfahren, da sie ein aktives Vorgehen erfordert und die Aufmerksamkeit vom Herzen fernhält.

Gezielt an- und entspannen

Vielleicht versuchen Sie es gleich einmal selber, eine Übung durchzuführen? Dann sorgen Sie dafür, dass Sie etwa eine halbe Stunde in einem lärmgeschützten Raum ungestört sind und suchen Sie sich einen bequemen Stuhl oder Sessel. Nehmen Sie eine angenehme, bequeme Sitzposition ein, die Kopf, Nacken, Schulter, Arme und Rücken so gut wie möglich entlastet. Ihre Füße haben festen Bodenkontakt. Die Augen können Sie schließen. Nun richten Sie ihre Aufmerksamkeit nach innen. Verfolgen Sie dabei Ihre Atmung, die sich ganz von selbst ihren Weg in den Körper sucht und anschließend wieder aus ihm heraustritt und dabei einen Rhythmus findet, den Sie nicht bewusst beeinflussen sollten. Sie sind nun bereit, mit der PR zu beginnen, indem Sie nach und nach einzelne Muskelgruppen anspannen, ohne die Atmung zu unterbrechen, jeweils bis zehn zählen und dann die Spannung abrupt lösen. Nehmen Sie sich nun 15–20 Sekunden Zeit nachzuspüren, wie sich die Muskulatur nun anfühlt.

PR: Versuchen Sie es einmal!

Mit diesem Übungsablauf wenden Sie sich nun nach und nach einzelnen Muskelgruppen zu:

Und so geht's

- rechte Hand und Unterarm (Hand zur Faust schließen),
- rechter Oberarm (Ellenbogen anwinkeln, Hand nach oben geöffnet),
- linke Hand (wie rechts),
- linker Oberarm (wie rechts),
- Gesicht (Augenbrauen hochziehen oder Augen zusammen-kneifen oder Zähne aufeinanderbeißen) ,
- Hals, Nacken (Kopf nach vorne in Richtung Brust ziehen),
- Schultern (Schultern in Richtung Ohren hochziehen),
- Brust (tief einatmen, kurz Atmung anhalten und Brust-muskulatur anspannen),
- Bauchmuskulatur anspannen (dabei Atmung nicht vergessen!),
- Gesäß (Gesäßmuskeln anspannen),
- rechter Unterschenkel (Fersen anheben, auf Zehenspitzen sitzen),
- linker Unterschenkel (wie rechts).

PR langsam beenden

Sind Sie alle Muskelgruppen wie beschrieben «durchgegangen», so verharren Sie anschließend noch ein paar Minuten in diesem ent-spannten Zustand, gehen Sie die einzelnen Übungen noch einmal gedanklich durch oder folgen Sie einfach angenehmen Vorstellun-gen. Danach beenden Sie die PR, indem Sie die Augen öffnen, sich strecken und räkeln, so, als wenn Sie an einem sonnigen Frühjahrs-morgen aufwachten und den Tag mit frischer Energie begrüßen wollten.

PR: Training macht den Meister

Seien Sie nicht enttäuscht, wenn Ihnen die Übungen beim ers-ten Mal nicht so gelingen, wie Sie das vielleicht erwartet haben. Sie konnten sich nicht konzentrieren? Die Gedanken schweiften im-mer wieder ab? Das ist normal und sollte Sie nicht davon abhalten, weiter zu üben. Versuchen Sie, sich jeden Tag zunächst etwa 20–30 Minuten Zeit zu nehmen, in der Sie die PR praktizieren. Sie werden sehr schnell merken, dass es Ihnen von Mal zu Mal leichter fällt, sich zu entspannen. Nach und nach wird sich dann ein dauerhafter Effekt einstellen, der Sie gelassener mit Problemen des Alltags und speziell mit den Folgen Ihrer Erkrankung umgehen lässt. Auch Autofahren mussten Sie lernen, und es hat längere Zeit gedauert, bis Sie sich sicher im Straßenverkehr bewegen konnten. Übung macht den Meister, auch in der PR! Als «Meister» werden Sie irgendwann an jedem Ort und zu jedem Zeitpunkt immer weniger Zeit benötigen, um sich kurzfristig Entspannung zu verschaffen.

Besser unter Anleitung lernen

PR kann man allein lernen, wobei ausführliche Bücher und CDs hilfreich sein können. Manchen Menschen fällt es jedoch leichter, wenn sie bei den ersten Schritten persönlich angeleitet werden. PR gehört nicht nur zum Repertoire insbesondere verhaltenstherapeutisch ausgerichteter Psychotherapeuten und aller Rehabilitationskliniken, sondern findet sich auch im Kursangebot vieler Volkshochschulen. Gesetzliche Krankenkassen erkennen die PR als Behandlungs- und wirksame Präventionsmaßnahme an und erstatten entsprechend auch die Kosten.

Die PR ergänzt die Verhaltenstherapie als wirksames Entspannungsverfahren u. a. in der Behandlung von Angststörungen, arterieller Hypertonie, Kopfschmerzen, chronischen Rückenschmerzen, Schlafstörungen und Stress.

Autogenes Training ist ebenfalls eine Entspannungstechnik, die in Deutschland recht verbreitet ist und auf Autosuggestion beruht. Durch formelhafte Sätze versetzt man sich selbst in einen leichten Trance-Zustand. Im Unterschied zur PR benötigt das Erlernen des autogenen Trainings mehr Zeit, bevor nachhaltige Effekte zu verspüren sind. Autogenes Training ist hilfreich bei Stress, Vorbeugung von Erschöpfungszuständen und Konzentrationsstörungen und fester Bestandteil psychologischer Unterstützung im Leistungssport. In der Behandlung von Patienten hat sich dieses Verfahren u. a. bewährt bei phobischen Störungen, bei einigen psychosomatischen Erkrankungen und als Begleittherapie bei Krebspatienten. Auch bei Patienten mit arterieller Hypertonie ist autogenes Training – so wie andere Entspannungsverfahren – als begleitende Therapie hilfreich zur Senkung des Blutdruckes. Autogenes Training bei Herzerkrankungen kann problematisch sein, da die anzustrebende Ruhe in Verbindung mit der Konzentration auf die Funktion der inneren Organe («mein Herz schlägt ganz ruhig und gleichmäßig» usw.) ängstliche Reaktionen mobilisieren kann.

Eignung bei Herzerkrankungen prüfen

Lernen Sie eine **Atemtechnik**! Sie wird es Ihnen zukünftig ermöglichen, den parasympathischen Anteil des autonomen Nervensystems (Sie erinnern sich? ▶ Abschn. 2.2.1) zu aktivieren und damit bereits nach wenigen Atemzügen die Herzfrequenz zu senken. Da in Stresssituationen sowie bei aufkommenden Angstgefühlen und Panikattacken die Atmung immer flacher und schneller wird und das Herz an zu rasen beginnt, kann die bewusste Steuerung der Atmung diese Entwicklung frühzeitig unterbrechen und die Anspannung vermindern.

Parasympathikus aktivieren, Panik verhindern

Wenn Sie im Moment entspannt sind, versuchen Sie es einmal und nehmen Sie sich dafür 10 Minuten Zeit:

Atemtechnik entspannt üben

- Verringern Sie Ihre normale Atemfrequenz (8- bis 12-mal/Minute) auf etwa die Hälfte,
- atmen Sie tief und langsam ein und bemühen Sie sich darum, mindestens doppelt so lange aus- wie einzuatmen,

- um die tiefe Bauchatmung zu fördern, atmen Sie durch die Nase ein und gehen Sie ohne Pause über in die Ausatmung,
- atmen Sie mit fast geschlossenen Lippen aus,
- halten Sie kurz inne, bevor Sie erneut einatmen.

Im Notfall anwenden

Üben Sie stets in spannungsfreien Zeiten; je mehr Sie diese Übung verinnerlichen, desto wirksamer hilft Sie Ihnen im Notfall. Sogenannte Biofeedback-Geräte, mit denen Sie Effekte der Atemübung messen können, zeigen Ihnen, dass die Technik auch funktioniert. Fragen Sie Ihren Arzt oder Therapeuten, ob er über ein solches Gerät verfügt oder ob er Ihnen ein solches empfehlen kann.

Kombination aus Entspannung und körperlicher Bewegung

Tai Chi, **Qi Gong** entstammen der traditionellen chinesischen Medizin (TCM) und verbinden kontrollierte, langsame Bewegungsabläufe mit meditativen Atemtechniken. Regelmäßiges Training steigert die Körperwahrnehmung, wirkt psychisch stabilisierend, vergrößert die Atemkapazität, erweitert die Blutgefäße, senkt den Blutdruck und wirkt sich insgesamt positiv auf Herzfunktionen aus. Tai Chi und Qi Gong sind jedoch kein Ersatz für Ausdauersportarten, da die objektivierbare Leistungsfähigkeit des Herzens nicht gesteigert wird. Gleichwohl sind beide Bewegungsformen zu empfehlen, da sie bei regelmäßiger Anwendung den Einfluss des Parasympathikus steigern und helfen, Stress abzubauen. Tai Chi und Qi Gong sollten Sie unter Anleitung und nach Rücksprache mit Ihrem Arzt erlernen.

Schlaf fördern, Biorhythmus stabilisieren

Ausreichender, regelmäßiger und erholsamer **Schlaf** ist eine Quelle für frische Energie, Ausgeglichenheit und positive Gedanken. Leider ist es gerade in Zeiten von Sorgen, Ängsten und Problemen schwer, zur Ruhe zu kommen. Über Ein- und/oder Durchschlafstörungen klagen Patienten mit Herz-Kreislauf-Erkrankungen sehr häufig. Was kann man aktiv dagegen tun? Wichtige Voraussetzungen, die eigentlich leicht selbst zu schaffen sind, sind Maßnahmen zur Stabilisierung des **Biorhythmus**: regelmäßige Schlafenszeiten, Schlafdauer den tatsächlichen Bedürfnissen anpassen, Rituale finden, die das Einschlafen erleichtern (z. B. einige Seiten eines Buches lesen, beruhigendes Fußbad), mindestens zwei Stunden vor dem Zubettgehen kein Fernsehen, kein Alkohol als «Einschlafdroge», tagsüber zu den gleichen Zeiten essen, letzte Mahlzeit eher klein und früh halten, sportliche Ausdaueraktivitäten usw. Gegen nächtlich kreisende, angstgetriebene Gedanken können Sie Entspannungs- (Atemtechnik, PR) oder Immaginationsübungen («Sicherer Ort») durchführen.

Angenehme Beschäftigungen (wieder)entdecken

Ablenkung der Aufmerksamkeit beugt quälenden Gedanken vor, gezielte Techniken können bei aufkommenden Sorgen oder Ängsten helfen. Beginnen Sie, lange Zeit vernachlässigte Hobbies wieder zu reaktivieren! Besonders geeignet sind solche, die eine erhöhte Konzentration erfordern. Fotografieren, Häkeln, Stricken, Basteln und viele andere Tätigkeiten lenken die Aufmerksamkeit von bedrückenden Zukunftsgedanken ab.

5.3.3 Stresskompetenz entwickeln

Aufbau, Mobilisierung und das Nutzen sozialer und innerer Ressourcen helfen, günstige Voraussetzungen zur Krankheitsbewältigung zu schaffen und einem krankheitsbedingten, chronischen Stresserleben vorzubeugen. Belastungen gehören gleichwohl zu unserem Leben und helfen, Körper und Geist für besondere Herausforderungen zu «trainieren». Wie hier jedoch schon mehrfach betont wurde, ist es entscheidend, dass auf Phasen der Anspannung ausreichend Zeit zur Entspannung folgt. Stresskompetenz zu entwickeln bedeutet also auch für Herzpatienten nicht, zukünftig allen Anforderungen des privaten und beruflichen Alltags auszuweichen und sich im Schongang durch das weitere Leben zu bewegen. Stresskompetenz bedeutet vielmehr, stresserzeugende Faktoren (Stressoren) zu identifizieren und zu lernen, damit ohne nachhaltige Einbuße von Lebensqualität und -kraft umzugehen. «Was stresst uns?», «Warum stresst es uns?» und «Wie kann man Stressreaktionen gezielt abbauen?» sind Fragen, die zu beantworten Voraussetzung sind, um die eigene Stresskompetenz zu verbessern.

Was uns stresst, unterliegt einer subjektiven Bewertung, wie bereits an anderer Stelle ausgeführt wurde. Diese Stressoren zu identifizieren, sie zu vermindern oder komplett zu beseitigen, ist erforderlich, um sie aktiv im eigenen Sinne beeinflussen zu können oder aber um sich Fähigkeiten anzueignen, ihnen mit positiver Grundstimmung oder Gelassenheit entgegenzutreten. Viele Situationen des Alltags könnten stressfrei bewältigt werden durch adäquates Zeitmanagement, organisatorische Veränderungen, sachliche Kompetenz, Vermeidung von Überlastung (ein «Nein» ist häufig akzeptabler als ein späteres «ich habe es doch nicht geschafft») oder eingeforderte Unterstützung durch das soziale Umfeld – sei es privat oder beruflich.

Warum uns etwas stresst, liegt zum großen Teil an unseren persönlichen Einstellungen gegenüber Herausforderungen und Belastungen sowie an unserem Selbstbildnis, damit vermeintlich umgehen zu «müssen». Sich diese inneren Stressoren einzugestehen und sie so in förderliche Einstellungen und Verhaltensweisen zu verändern, ist nicht leicht. Körperliche und geistige

---

Marginal notes:

Stress erkennen und damit umgehen

Überforderung vermeiden

Sich Grenzen eingestehen, umdenken

Grenzen zu erkennen und zu akzeptieren, perfektionistisches Denken abzulegen, sich durch negative Gedanken nicht leiten zu lassen, Chancen statt nur Verluste zu sehen, auf unnütze «Kleinkriege» bzw. Kompetenzgerangel zu verzichten und unfreundliche Verhaltensweisen anderer Menschen nicht so wichtig zu nehmen, sind stressmindernde Beispiele, die jedoch erarbeitet werden müssen und die Stresskompetenz erhöhen.

Wie man akute Stressreaktionen abbauen kann, wurde im anderen Zusammenhang bereits in ▶ Abschn. 5.3.2 beschrieben: Entspannungsübungen (Atemtechnik, PR usw.) können im Notfall helfen; regelmäßiger Ausdauersport, ausreichender Schlaf und Verzicht auf vermeidbare überflutende «Freizeitreize» wie stundenlanges Fernsehen oder Computerspiele vermindern die Stressanfälligkeit.

5.3.4 Herz-Kreislauf-Erkrankung als Chance: Lebensstilveränderungen angehen

Alternative Blickweise

Herz-Kreislauf-Erkrankungen können auch als Chance verstanden werden, sind sie doch nichts anderes als ein Hilferuf unseres Körpers, der in seiner Funktionsfähigkeit aus der Balance geraten ist und an uns appelliert, zukünftig sorgsamer mit ihm umzugehen. Nutzen Sie diese Chance, und wenn Ihr Hausarzt Sie nicht ohnehin darüber informiert hat, wie Sie Ihr Herz-Kreislauf-Risiko senken können, lesen Sie vielleicht doch noch einmal ▶ Kap. 3 dieses Buches.

Notwendige Medikamente zuverlässig einnehmen

Handelt es sich um Bluthochdruck, Diabetes mellitus oder Fettstoffwechselstörungen, so wird Ihr Arzt Sie auf beeinflussbare Ursachen wie Übergewicht, falsche Ernährung, mangelnde Bewegung, Nikotin- und Alkoholkonsum hinweisen. Falls notwendig, wird er Ihnen auch Medikamente verschreiben, welche bei zuverlässiger und regelmäßiger Einnahme die Prognose Ihrer Erkrankung zusätzlich verbessern werden. Je mehr es Ihnen gelingt, vorhandene Risikofaktoren durch Lebensstilveränderungen günstig zu beeinflussen, desto weniger Medikamente werden Sie benötigen.

Lebensstilveränderungen angehen

Wie den meisten Menschen, wird es auch Ihnen möglicherweise nicht leichtfallen, Ihre Lebensgewohnheiten von einem auf den anderen Tag zu verändern, um Ihr kardiales Risiko aktiv zu senken. Bewegungsmangel, Übergewicht und Ernährungsumstellung sind Beispiele, die zugegebenermaßen sehr viel Eigenmotivation und dauerhafte Selbstdisziplin erfordern. Egal, ob und wie Sie sich dieser Herausforderung stellen: Den Satz «es macht ja doch keinen Sinn (mehr)» sollten Sie zukünftig aus Ihren Gedanken streichen, er beinhaltet nichts anderes als Verleugnung und Vermeidung« (▶ Abschn. 5.3.1). Richtig ist vielmehr: Auch wenn Sie es nach 30 Jahren schaffen, mit dem Rauchen aufzuhören, verbessern Sie mit jedem rauchfreien Tag die Prognose Ihrer Herzerkrankung und retten vielen Ihrer Lungenbläschen das Leben (▶ Abschn. 3.3.1). Gleiches gilt für eine Ernährungsumstellung, für eine Gewichtsabnahme und für körperliche Bewegung. Nichts davon ist leicht, wenn man «sein Leben lang» nach anderen «Idealen» und Überzeugungen (Marlboro-Mann bzw. Rauchen ist «cool», ohne Fleisch keine Kraft, «stattlich» statt «dünn» usw.) gelebt hat und ganz besonders, wenn das schädigende Verhalten dazu diente, sich zu beruhigen, Ängste abzubauen oder Frustrationen zu kompensieren. Wie kann man sich dennoch einen gesunden Lebensstil angewöhnen?

Nichts geht, ohne dass Sie von der Sinnhaftigkeit der genannten Maßnahmen nicht nur überzeugt sind, sondern deren Ziel auch als ein anzustrebendes, neues «Ideal» ansehen und sich der tieferliegenden Motivation Ihres selbstschädigenden Verhaltens bewusst werden. Wer kann Ihnen dabei helfen?

Lebenspartner, die mitmachen, sind eine große Hilfe! Gemeinsames Zubereiten der Mahlzeiten kann Spaß machen und helfen, Ernährungsgewohnheiten umzustellen und sich gegenseitig zu motivieren. Wenn Ihre Herzerkrankung Sie nicht allzu sehr einschränkt und Sie körperlich dazu in der Lage sind, hilft zur Umstellung auch ein einwöchiges Heilfasten. Langsamer Kostaufbau bewirkt, dass Sie zukünftig mit weniger Nahrung und wesentlich salzärmeren Speisen auskommen werden. Und bei Hypertoniepatienten senkt sich der Blutdruck in dieser Zeit «von selbst».

> Gemeinsam ist es leichter

Eine bleibende Gewichtsabnahme zu erzielen ist – das wurde bereits in ▶ Abschn. 3.3.1 erläutert – ohne Unterstützung nicht leicht. Die «Weight Watchers» sind eine gute Anlaufstelle, deren Plattform nicht nur zahlreiche Empfehlungen und Motivationshilfen zur Gewichtsabnahme bietet, sondern auch Termine für regelmäßige Treffen der in nahezu allen Städten vertretenen «Weight Watchers»-Gruppen. Sind Sie sehr stark übergewichtig? Dann wenden Sie sich an eine Spezialsprechstunde, die leider nur an großen Kliniken angeboten werden. Dort wird man Sie beraten, welche Möglichkeiten in welcher zeitlichen Reihenfolge bestehen, was aufgrund Ihrer Herzerkrankung zu berücksichtigen ist. Bei Bedarf wird Ihnen dort auch psychologische Unterstützung angeboten. Auf die Problematik und fehlende Langzeitwirkung von Diäten wurde bereits in ▶ Abschn. 3.3.1 hingewiesen.

> Gewicht langsam reduzieren, Diäten vermeiden

Auch Raucher finden professionelle Hilfe und Unterstützung, wenn sie es bislang trotz guter Vorsätze alleine nicht geschafft

> Auf Rauchen verzichten

haben, das Rauchen einzustellen. Geht es Ihnen auch so? Dann versuchen Sie, für sich zu klären, welchen Nutzen Sie aus dem Rauchen ziehen. Ist es Beruhigung, Verdrängung von Angst, Bekämpfung von Nervosität, oder verschafft es Ihnen ein Gefühl von Sicherheit? Bei dieser «Motivationslage» könnte es hilfreich sein, sich einmal mit einem erfahrenen Psychotherapeuten zu unterhalten.

Unabhängig davon kann Sie ein strukturiertes Nichtrauchertraining dabei unterstützen, das Rauchen aufzugeben. Entsprechende Angebote gibt es in allen kardiologischen Rehabilitationskliniken, von Krankenkassen, privaten Anbietern und von einigen psychotherapeutischen Praxen, wobei die Kosten durch die gesetzlichen Krankenkassen erstattet werden. Entsprechende Adressen finden sich im Internet. Bedenken Sie aber, dass weder ein Psychotherapeut noch das beste Nichtrauchertraining Sie vom Rauchen befreien können, wenn Sie nicht selber aktiv dazu beitragen. Wie mit allen anderen mehr oder weniger sinnvollen Maßnahmen zur Raucherentwöhnung (Nikotinpflaster oder Kaugummi, Akupunktur usw.) hängt der Erfolg immer von Ihrem Willen und Ihrer Bereitschaft ab, für Ihre Gesundheit Selbstverantwortung zu übernehmen!

Verleugnen – akzeptieren: Zwei Fallbeispiele zum Nachdenken

Ein 49-jähriger Patient, Rechtsanwalt, übergewichtig, Blutdruck unzureichend kontrolliert, erhöhtes Cholesterin, Bewegungsmangel, erlitt einen Herzinfarkt auf dem Weg in den rlaub, nachdem er tags zuvor bis spät in die Nacht an einer Klageschrift gearbeitet, sie jedoch nicht fertiggestellt hatte. Der Infarkt war klein, Komplikationen gab es keine, und da er keine Schmerzen oder sonstige Beschwerden hatte, entließ er sich zwei Tage später, ging ins Büro, arbeitete die Nacht durch, ärgerte sich, dass er den ursprünglichen Flug nicht um-, sondern kostenpflichtig neu buchen musste und flog am nächsten Tag an den geplanten Urlaubsort, an dem das vormals reservierte Hotelzimmer inzwischen anderweitig vergeben worden war. In der Empfangshalle des Hotels erlitt er einen Reinfarkt und verstarb, noch vor Eintreffen des Notarztes. Ein Privatunternehmer, 64 Jahre alt, bislang wissentlich nie krank, stellte sich auf wiederholtes Drängen seiner Tochter zur kardiologischen Untersuchung vor, nachdem er in den letzten Wochen über Kurzatmigkeit geklagt hatte. Das Belastungs-EKG ergab auf leichtester Belastungsstufe den Verdacht auf hochgradige Durchblutungsstörungen des Herzens, als deren

Ursache nachfolgend ein fast geschlossener großer Ast der linken Koronararterie diagnostiziert werden konnte. Die hochgradige Einengung konnte im Rahmen der Linksherzkatheteruntersuchung durch eine Aufdehnung und den Einsatz eines Stents erfolgreich behoben werden, weitere Veränderungen an anderen Stellen der Herzkranzgefäße erforderten keine Stenteinlage. Erhöhtes Cholesterin, Bluthochdruck und mäßiges Übergewicht als Risikofaktoren waren dem Patienten bis dato nicht bekannt oder in ihrer Existenz verdrängt worden. Tief erschüttert über die Tatsache, nur knapp einem großen, lebensbedrohlichen Herzinfarkt entgangen zu sein, stellte er sein Leben in weiten Bereichen um und entwickelte sich zu einem «Musterpatienten», indem er seine Risikofaktoren konsequent und erfolgreich abbaute bzw. therapierte, Freude und Spaß an regelmäßiger Ausdauerbewegung fand und sein berufliches Engagement neu organisierte. Sechs Jahre später, also mit 70 Jahren, berichtete er mir im Rahmen der jährlichen, völlig unauffälligen Kontrolluntersuchungen stolz, dass er erstmals an einem Halbmarathon teilgenommen hätte und sich sehr, sehr wohl fühle.

5.4 Kurz zusammengefasst

- Die Diagnose und die Folgen Ihrer Herz-Kreislauf-Erkrankung haben Ihr bisheriges Leben unterbrochen und werden es vielleicht auch grundlegend ändern; diese Tatsachen zu verleugnen und Konsequenzen zu vermeiden verschlechtert langfristig nicht nur Ihre Lebensqualität, sondern auch die Prognose Ihrer Erkrankung.
- Sorgen, Ängste und Niedergeschlagenheit nach Diagnose oder dem Erleben einer Herz-Kreislauf-Erkrankung sind normal, aber gestehen Sie sich Ihre Gefühle ein und lernen Sie, damit umzugehen!
- Lassen Sie sich von Ihrem Hausarzt oder Ihrem Kardiologen erklären, was wirklich geschehen ist und wie Sie sich zukünftig auf Ihre Erkrankung einstellen müssen.
- Sprechen Sie über Ihre Gefühle mit vertrauten Menschen.
- Gehen Sie diese Lebenskrise aktiv an: mobilisieren Sie vorhandene Ressourcen wie Lebenspartner, Familie, Freunde und andere soziale Kontakte.

- Bauen Sie eigene Ressourcen auf: körperliche Bewegung, Entspannungsübungen und Besinnung auf positiv besetzte Freizeitaktivitäten.
- Auch wenn diese Empfehlung möglicherweise am schwersten zu akzeptieren ist: Werten Sie die Krankheit als Chance, zukünftig die vielfältigen Funktionen Ihres Herzens und Ihres Körpers zu fördern statt zu schädigen; verändern Sie krankmachende Verhaltensweisen!

Herzerkrankung und seelisches «Tief»: Wann brauche ich Hilfe?

© Springer-Verlag GmbH Deutschland, ein Teil von Springer Nature 2018
M. Stimpel, *Leben mit Herzerkrankungen*
https://doi.org/10.1007/978-3-662-55990-1_6

Den bisherigen Kapiteln haben Sie entnehmen können, welche aktiven Maßnahmen die psychische Verarbeitung einer erlebten oder diagnostizierten Herz-Kreislauf-Erkrankung erleichtern können:

- ausreichendes Wissen über die Erkrankung, ihre Entstehung, ihre Diagnostik und ihre Therapie,
- präventive und therapeutische Maßnahmen eigenverantwortlich umsetzen, um den weiteren Krankheitsverlauf günstig zu beeinflussen,
- verstehen, wie Gefühle und Reaktionen des Herz-Kreislauf-Systems zusammenhängen,
- soziale Ressourcen nutzen,
- Eigeninitiative und aktive Maßnahmen ergreifen, um sich aus dem seelischen Tief zu befreien, neues Vertrauen in sein Herz und seinen Körper zu gewinnen und sich nach und nach neue Lebensqualität zurückzuerobern.

Selbsthilfe nach Herzerkrankung

Leider gibt es keine Patentrezepte, da sich die Menschen in ihrer Fähigkeit, Lebenskrisen zu bewältigen, sehr unterscheiden. Bevor Ihnen in diesem Kapitel die häufigsten psychischen Störungsbilder beschrieben werden, soll kurz darauf eingegangen werden, wie Sie vielleicht selber spüren können, dass Sie die Herzerkrankung erfolgreich verarbeitet haben und wann es gelegentlich trotzdem gut ist, sich Hilfe zu holen.

Alles gut – oder brauche ich Hilfe?

6.1   Herzerkrankung verarbeitet – was bleibt zurück?

Auch einschneidende Erlebnisse verblassen nach einer anfänglichen Schockreaktion bei den meisten Menschen mit der Zeit, hinterlassen Spuren in der Seele, aber keine nachhaltigen Beeinträchtigungen im Alltagsleben. Wie also sähe eine erfolgreiche Krankheitsbewältigung nach erlittener Herzerkrankung aus? Vielleicht können Sie sich mit folgenden Kriterien anfreunden:

- Ihre Gedanken kreisen nicht mehr ausschließlich um die Erkrankung und die negativen Folgen,
- Sie haben krankheitsbedingte Veränderungen in Ihrem beruflichen und privaten Leben akzeptiert,
- Sie freuen sich wieder auf den nächsten Tag, Ihre Familie, Ihre Freunde,
- Sie bemühen sich intensiv darum, gesundheitsschädigende Einflüsse zu vermeiden,
- Sie «arbeiten» aktiv und eigenverantwortlich daran, empfohlene Therapie- und Vorsorgemaßnahmen umzusetzen.

Erfolgreiche Krankheitsbewältigung

Rückkehr zur Normalität
und was bleibt

Auch wenn es Ihnen also im Großen und Ganzen wieder gut geht: Sorgen oder Ängste werden immer wieder einmal aufkommen und Sie möglicherweise unterschwellig Ihr ganzes Leben lang begleiten. Sie werden lernen, damit angemessen umzugehen und nicht bei kleinsten Auffälligkeiten Ihres Herzens oder Ihres Körpers in Panik zu geraten, in etwa so, wie Sie allgemeine Bedrohungen des Lebens (Kriege, Katastrophen, Partnerverlust, Tod usw.) auch nicht jeden Tag in Schrecken und Angst versetzen. An «nicht so guten Tagen», an denen Sie spüren, dass Ihre Gedanken wieder intensiver um die Erkrankung kreisen (häufig ist das so bei einer bevorstehenden Kontrolluntersuchung), wenn Ihnen wieder einmal bewusst wird, dass Sie deutlich konsequenter in der Umsetzung empfohlener Maßnahmen sein müssten: Lesen Sie nochmals ▶ Kap. 5, suchen Sie das Gespräch mit Ihrem Lebenspartner, mit vertrauten Menschen der näheren Umgebung, in der Selbsthilfe- oder Herzsportgruppe und sprechen Sie über Ihre Gedanken, Sorgen und Ängste! Es ist niemals eine Schande, Gefühle zu äußern oder Ängste einzugestehen. Sie werden spüren, wie erleichternd es sein kann, sich anderen Menschen mitzuteilen! Wenden Sie sich an Ihren Hausarzt, wenn Beschwerden auftreten, die Sie trotz Ihrer erworbenen Kenntnisse beunruhigen, und schildern Sie auch ihm Ihre Befürchtungen. Ohnehin sollte er in mehr oder weniger regelmäßigen Abständen Ihr wichtigster, professioneller Ansprechpartner sein.

6.2   Seelische Störungen im Zusammenhang mit einer Herzerkrankung …

Leidet das Herz,
leidet die Seele

… sind häufig: So entwickeln nach einem Herzinfarkt etwa 20 % der Patienten länger anhaltende depressive Verstimmungen, während der Anteil derer, die unmittelbar danach an passageren Störungen des seelischen Gleichgewichts leiden, noch deutlich höher sein dürfte. Schwerwiegende, operative Eingriffe oder Mehrfachschocks eines implantierten Defibrillators, Überbrückungstherapien vor Herztransplantationen oder Reanimationen sind traumatische Erlebnisse, die mit zeitlichem Verzug als posttraumatische Belastungsstörung (▶ Abschn. 6.3.3) plötzlich reaktiviert werden können und dann das Leben Betroffener zur Qual machen und weitere psychische Störungen nach sich ziehen. Weit häufiger leiden Herzpatienten unter Depressionen (mit und ohne begleitende Angst- und Panikstörungen): Einerseits erhöhen sie das Risiko einer Herz-Kreislauf-Erkrankung, andererseits können Herzerkrankungen vorbestehende Störungen verstärken oder aber erneute Episoden auslösen. Den psychischen und sozialen Leidensdruck von Patienten mit fortgeschrittener Herzinsuffizienz kann man mangels wissenschaftlicher Datenlage nur erahnen.

6.2.1 Ist die Herzerkrankung «schuld» am seelischen Tief?

Ziel einer gründlichen Anamnese bei seelischen Störungen im Zusammenhang mit einer Herzerkrankung ist es, zu unterscheiden, ob sie

— tatsächlich als Folge einer Herzerkrankung einzuordnen sind,
— bereits vor der Herzerkrankung bestanden haben,
— nach früheren Episoden im Rahmen der Herzerkrankung erneut aufgetreten sind oder
— von der Herzerkrankung zwar erstmalig ausgelöst wurden, vorrangig jedoch als Folge einer seelisch vorbelasteten Persönlichkeitsentwicklung zu deuten sind.

Folgestörung oder eigenes Krankheitsbild

Können depressive Verstimmung, Ängste, Rückzugsverhalten oder andere seelische Beeinträchtigungen zeitlich dem bedrohlichen Ereignis zugeordnet und gefühlsmäßig auch von nicht betroffenen Menschen nachvollzogen werden, so sind sie als direkte Folge einer Herzerkrankung zu betrachten und als Belastungsstörungen zu bezeichnen.

Wichtig: die Ursachenklärung

Bei Erkrankungen wie beispielsweise Angststörungen und Depressionen wird die Ursache anders gesehen, auch wenn sie sich vielleicht erstmalig nach einer Herzerkrankung oder einem anderen einschneidenden Lebensereignis manifestieren: Betroffen sind entweder Patienten, die bereits früher Episoden der Erkrankung durchlebt haben und/oder eine prädisponierende Vorgeschichte aufweisen, die durch Gewalterfahrungen, Verluste, spezifische Charakteristika der elterlichen Erziehung oder andere traumatisierende Erfahrungen in der Kindheit oder im frühen Jugendalter geprägt ist. Insbesondere bei schwereren Störungen übertreffen Verlauf, Dauer, Tiefe und eingeengter Blickwinkel der psychischen Störung oft die für Nichtbetroffene nachvollziehbare Belastung der Herzerkrankung, sodass die Gefühlslage des Patienten für Lebenspartner und andere Kontaktpersonen immer befremdlicher wird (s. auch ▶ Abschn. 5.1).

Angststörungen und Depressionen haben eine «Vorgeschichte»

Warum trifft man überhaupt diese Unterscheidungen? Das ist nicht anders als in der körperlich orientierten Medizin: Schmerzen im Bein können beispielsweise auftreten wegen einer Verletzung (Beinbruch, Muskelzerrung), eines Knochentumors, einer Schädi-

Verschiedene Ursachen, verschiedene Therapieansätze

gung der Wirbelsäule oder einer nicht organisch nachweisbaren Ursache. Obwohl die Schmerzen in allen Beispielen im Bein lokalisiert sind, erlauben nur Anamnese und Diagnostik eine angemessene Therapie. Auch in der psychologischen Diagnostik versucht man, die Ursachen und Schwere eines Beschwerdebildes abzuklären, um hieraus Konsequenzen für das therapeutische Vorgehen zu ziehen.

Diagnostische Zuordnung nicht immer eindeutig

Die in den nachfolgenden Abschnitten recht pragmatisch dargestellte Einteilung seelischer Störungen im Zusammenhang mit einem kardialen Ereignis (oder anderen einschneidenden Lebenskrisen) soll jedoch nicht darüber hinwegtäuschen, dass eine exakte Zuordnung – wie im Übrigen auch in der beispielhaft erwähnten Schmerzdiagnostik – in der Praxis häufig schwierig ist, da viele diagnostische Graubereiche und Überschneidungen existieren und sich die jeweilige Beschwerdesymptomatik allenfalls unwesentlich voneinander abgrenzen lässt.

6.3   Belastungsstörungen

Das Herz verursacht den Kummer

In diesem Abschnitt werden Ihnen zunächst die als Belastungsstörungen bezeichneten seelischen Reaktionen auf eine diagnostizierte und/oder erlebte Herz-Kreislauf-Erkrankung etwas näher erläutert, die in Bezug auf das auslösende Ereignis auch für nicht betroffene Menschen verständlich und emotional nachvollziehbar sind. Unterschieden werden

- akute Belastungsreaktion,
- Anpassungsstörungen und
- posttraumatische Belastungsstörungen.

Belastungsstörungen erkennen und – falls nötig – behandeln

Gemeinsam ist den Belastungsstörungen, dass sie nicht Folge einer vorbestehenden psychischen Erkrankung sind, sondern durch eine außergewöhnliche Belastung verursacht werden; diese kann die psychischen Bewältigungsmechanismen der Betroffenen kurzfristig, länger oder (ohne fachspezifische Behandlung) bleibend übersteigen und sich zu einer psychischen Störung entwickeln.

6.3.1 Akute Belastungsreaktion

Herznot erschüttert

Fast jeder Mensch wird in seinem Leben schon ein oder mehrere Male mit Situationen konfrontiert worden sein, die den Atem stocken ließen, bestürzten, heftige Angstgefühle auslösten und – wenn das Ereignis einen selber betraf – verzweifeln, deprimieren, mit dem Schicksal hadern und die Gedanken mit Sorgen über die Zukunft erfüllen ließen. Vielleicht war es bei Ihnen der plötzliche und unerwartete Tod eines nahestehenden Menschen, der Einbruch in die eigene Wohnung, ein Verkehrsunfall, die unerwartete Entlassung aus einem Arbeitsverhältnis, das Versagen in einer wichtigen Prüfung oder eine als demütigend empfundene Situation? Es ließen sich viele Beispiele finden, die das Gefühlsleben tief berühren und die Gedanken für Stunden, Tage oder länger beherrschen. Es wird daher den meisten auch nicht schwerfallen, gefühlsmäßig nachzuvollziehen, wie belastend, deprimierend und ängstigend es sein kann, ein dramatisches Herzereignis (Herzinfarkt, Reanimation, Mehrfachschocks usw.) oder die Diagnose einer schweren Herzerkrankung als lebensbedrohlich erlebt bzw. wahrgenommen zu haben.

Jedem Arzt sind die verständlichen Reaktionen von Patienten vertraut, die regungslos, verzweifelt und von panischen Angstgefühlen überflutet wie betäubt vor ihm sitzen, die hadern oder gelegentlich auch mit aggressiv formulierten Worten die soeben mitgeteilte Diagnose und die ärztliche Kompetenz anzweifeln. «Ich war geschockt», werden Betroffene antworten, wenn man sie einige Wochen oder Monate später nach den Empfindungen in der belastenden Situation fragen würde. Diese **akuten Belastungsreaktionen** klingen meist nach kurzer Zeit wieder ab und verlieren manchmal bereits nach einigen Stunden, ansonsten aber spätestens nach einigen Tagen ihren bedrohlichen und erdrückenden Charakter. Sie sind als psychisch angemessene Reaktionen auf eine außergewöhnlich belastende Situation zu bewerten, die bei jedem gesunden Menschen erwartet werden können.

Im früheren Leben erworbene Fähigkeiten, Krisen und Belastungen zu bewältigen, werden jedoch ausschlaggebend sein, ob, wie und mit welcher Heftigkeit der Gefühle sich die akute Belastung äußert und letztlich auch verarbeitet werden kann. Was hilft, diese «Krisentage» zu überwinden? Als Patient werden Ihnen einfühlende Worte des Arztes, des medizinischen Personals oder die Nähe zu Ihrem Lebenspartner helfen, den Knoten negativer Gefühle zu lockern und wieder «klare» Gedanken zu fassen. Als Angehöriger sollten Sie sich bewusst sein, dass die erwähnte Unterstützung durch mitfühlende Worte oder auch schweigende Nähe die wohl wichtigste «psychotherapeutische» Maßnahme ist, während es nur bei extremen Reaktionen sinnvoll sein kann, die kardiologische Behandlung durch eine psychiatrische Krisenintervention zu begleiten.

Leider ist es so, dass auch im weiteren Verlauf einer Herz-Kreislauf-Erkrankung Situationen entstehen können, die erneut psy-

Akut belastende Gefühle entsprechen dem Erlebten

Hilfe in Krisen

Eine «Restangst» verbleibt unterschwellig wohl immer

chisch verarbeitet werden müssen. Im Unterschied zu einmaligen, außergewöhnlichen, aber erfolgreich bewältigten Belastungssituationen bleibt – wie bei allen schweren, chronischen Erkrankungen – die unterschwellige Angst einer Verschlechterung oder eines neuen bedrohlichen Ereignisses. Jeder ungünstige Untersuchungsbefund oder ein erneutes kardiales Ereignis fordern daher die psychische Widerstandsfähigkeit abermals heraus (▶ Abschn. 6.2).

Was ist jedoch zu tun, wenn Sorgen, Ängste und deprimierende Gefühle und negative Gedanken Tage oder gar Wochen nach diagnostizierter oder erlebter Herzkrankheit nicht weichen? Vorrangiger Ansprechpartner ist dann Ihr Hausarzt, der Sie beraten, Ihnen Gesprächstermine anbieten oder Sie an einen kompetenten Ansprechpartner überweisen wird.

6.3.2 Anpassungsstörungen: Wenn belastende Gefühle und Gedanken bleiben

Wenn negative Gefühle nicht weichen

Bei manchen Patienten wollen Ängste, Sorgen und depressive Verstimmungen auch Wochen nach einem Herzereignis nicht weichen. Trotz tröstender Worte nehmen die negativen Gefühle weiter zu, begleitet von Reizbarkeit, Konzentrationsstörungen, innerer Anspannung und Verlust des Selbstwertgefühls. Es gelingt Ihnen nicht, ihre bisherige Sicherheit, Zuversicht und seelische Stabilität wiederzugewinnen und sich der neuen Situation anzupassen. Vielmehr verfestigt sich diese Gefühlslage, führt zu sozialem Rückzug und zunehmenden Alltagsschwierigkeiten. Ohne Hilfe von außen können Betroffene in diesem Zustand bis zu einem halben Jahr, gelegentlich auch länger, verharren.

Warum professionelle Hilfe wichtig ist

Chronifizierung verhindern

Wenngleich Anpassungsstörungen weder die Kriterien noch die Schwere von psychischen Erkrankungen wie beispielsweise Angststörungen oder Depressionen erfüllen, so besteht dennoch die Gefahr, dass sie ohne Therapie in diese übergehen können. Grundsätzlich aber ist die Prognose von Anpassungsstörungen bei angemessener Behandlung meist gut.

Professionelle Hilfe suchen

Vermuten Sie nach Lesen des vorigen Abschnitts, dass Ihre negative Gefühlslage sich auch Wochen nach einem Herzereignis nicht bessert, sollten Sie Ihren Hausarzt aufsuchen und ihm das schildern. Bietet er Termine im Rahmen der psychosomatischen Grundversorgung an, so wird es ihm vermutlich gelingen, Sie in wiederholten, stabilisierenden Gesprächen zu motivieren, Ihr Leben wieder selbst in die Hand zu nehmen. Nach und nach wird es Ihnen mit seiner Unterstützung gelingen, sich von trüben Gedanken und belastenden Gefühlen zu befreien und selber einen Weg zu finden, Ihre Erkrankung als Teil Ihrer Lebensbiografie zu akzeptieren und zu lernen, mit ihren Folgen angemessen umzugehen. Und ist es nicht so, dass Sie auch früher schon schwierige Situationen erfolgreich bewältigt haben? Ihr Hausarzt wird aber auch erkennen, ob Sie eine intensivere Betreuung durch einen Psychotherapeuten benötigen. Möglicherweise wird nur eine kurzzeitige Psychotherapie erforderlich sein, deren vorrangige Ziele es sein werden, Verständnisfragen zu klären (Psychoedukation), gemeinsam mit Ihnen soziale Ressourcen zu identifizieren, Sie zu ermuntern, diese auch zu nutzen und schrittweise Lebensmut wiederzugewinnen. Eine stabile, verständnisvolle Partnerschaft, ein vertrauensvolles soziales Umfeld und Interessen jenseits beruflicher Aufgaben werden die beratende oder psychotherapeutische Arbeit positiv beeinflussen und Ihnen helfen, Ihr Selbstvertrauen wiederzugewinnen. Seien Sie also zuversichtlich: Sie haben eine reale und von jedermann nachvollziehbare Bedrohung durchlebt, die Ihr Seelenleben vorübergehend aus dem Gleichgewicht gebracht hat; nach und nach wird es sich aber wieder stabilisieren!

6.3.3 Posttraumatische Belastungsstörungen: Wenn das Trauma plötzlich wiederkehrt

«Drehe» ich jetzt durch? Diese Frage mögen sich manche Menschen stellen, wenn sich plötzlich Bilder und Erinnerungen eines vor Wochen, Monaten oder Jahren erlebten, zutiefst erschreckenden Ereignisses in ihr Bewusstsein drängen und sie zwingen, das Ereignis mit allen Wahrnehmungen, Gefühlen und körperlichen Reaktionen erneut zu durchleben. Nein, diese Menschen drehen weder durch noch werden sie «irre». Vielmehr ist das Erlebte «irrsinnig»: Es gibt Ereignisse, die jenseits der abstrakten Vorstellungskraft schmerzhaft in das reale Leben eingreifen und tiefe körperliche und/oder seelische Verletzungen verursachen. Sie werden als Trauma bezeichnet, gehen mit Angst und Hilflosigkeit einher und erschüttern das Vertrauen in sich selbst und in andere Menschen. Plastische Beispiele solcher Ereignisse sind Naturkatastrophen wie Erdbeben, Tsunamis oder verheerende Brände sowie durch Menschenhand verursachtes Geschehen wie Kriege, Massenunfälle oder Gewaltanwendungen wie Folterungen, Vergewaltigungen oder andere mit erheblicher Todesangst einhergehende Bedrohungen. Je früher im Leben eine Traumatisierung erfolgt,

Traumatische Erlebnisse

desto gravierender sind die Folgen für Betroffene. Dabei ist es keineswegs entscheidend, ob das traumatische Ereignis selbst oder als hilfloser Zeuge erlebt wurde.

Das Erlebte ist plötzlich wieder da

Versagen die zur Verfügung stehenden Bewältigungsmechanismen, so kann das Ereignis nachwirken und sich mit zeitlichem Verzug zu einer posttraumatischen Belastungsstörung (PTBS) entwickeln. Wie aus heiterem Himmel scheint das traumatische Erlebnis zurückzukehren und Betroffene in Schrecken, Angst und Panik zu versetzen. Sie fühlen sich den wiederkehrenden Erinnerungen, Alpträumen, Bildern («Flash-Backs») und anderen Intrusionen hilflos ausgesetzt und reagieren mit heftigen körperlichen Symptomen wie Herzrasen, Blutdrucksteigerungen, Beklemmungsgefühlen, Schwitzen und Luftnot. Können Auslöser (Trigger) benannt werden, so handelt es sich meist um Situationen oder sinnliche Wahrnehmungen (Gerüche, Geräusche, Bilder), die im Zusammenhang mit dem ursprünglichen Ereignis wahrgenommen wurden. Als Folge werden Orte oder Personen, die mit dem Ereignis in Verbindung standen, zunehmend vermieden. Nicht selten bestehen aber auch Gedächtnislücken oder -störungen, sodass sich das traumatische Erlebnis der Erinnerung weitgehend entzieht und als unwirklich und der eigenen Biografie nicht zugehörig empfunden wird. Ein Zusammenhang zwischen den akuten Symptomen der PTBS und dem ursprünglichen Ereignis ist in diesen Fällen für die Betroffenen zunächst nicht erkenntlich. Eine PTBS ist eine schwere seelische Störung, die unbehandelt das hohe Risiko weiterer psychischer Störungen, wie Depressionen, Angst- und Panikstörungen, mit sich trägt und in der Folge das Leben zunehmend unerträglicher erscheinen lässt.

Traumaspuren im Gehirn

Wissenschaftlich erklärbar sind die Manifestationen einer PTBS durch den Nachweis traumabedingter Funktionsveränderungen in Gehirnarealen, in denen Gefühle und Gedächtnisfunktionen verarbeitet, gesteuert und durch einen äußeren Reiz wieder abrufbar werden. Im akuten Stadium einer PTBS sind diese neuronalen Veränderungen noch instabil und daher therapeutischen Interventionen gut zugänglich. Unbehandelt oder bei sich wiederholenden Traumata «brennen» sich die mit dem belastenden Ereignis vergesellschafteten Wahrnehmungen und Gefühle in die entsprechenden Gehirnstrukturen ein und führen nicht nur zu funktionellen, sondern auch strukturellen und biochemischen Veränderungen, die eine effektive Behandlung der PTBS erheblich erschweren. Diese Befunde machen verständlich, dass die Diagnose einer PTBS so rasch wie möglich gestellt werden muss, um die Erfolgschancen einer professionellen Therapie zu erhöhen. Angststörungen und Depressionen, die häufig als Begleiterkrankung vorliegen, können das Vorliegen einer PTBS verschleiern und das Leben nach und nach unerträglicher erscheinen lassen.

PTBS bei Herzpatienten

Auch wenn größere, systematische Untersuchungen zur Häufigkeit einer posttraumatischen Belastungsstörung bei Herzpatienten fehlen, ist dennoch davon auszugehen, dass diese je nach Schwere bzw. subjektiv empfundener «Dramatik» der erlebten Herzerkrankung nicht seltener auftritt als nach anderen erschreckenden, traumatischen Erlebnissen. Entsprechend berichtet wurde über posttraumatische Belastungsstörungen beispielsweise nach Herzinfarkt, einzelnen oder wiederholten Elektroschocks eines implantierten Defibrillators (▶ Abschn. 4.3.5), Herztransplantationen, Reanimationen oder anderen belastenden kardialen Ereignissen, die mit Todesangst einhergehen und hilflos und unbeeinflussbar erlebt wurden. Welche Anhaltspunkte deuten nach einem vergleichbaren Herzereignis auf das Vorliegen einer PTBS hin?

Herzerkrankung als Trauma

- Das einmalige oder mehrfach erlebte Herzereignis wurde als so dramatisch erlebt, dass es auch Nichtbetroffene extrem erschreckt, erschüttert und belastet hätte.
- Das Wiederauftreten bzw. Wiedererleben des Ereignisses: Nach einer Latenzzeit von Wochen, Monaten oder auch Jahren drängen sich plötzlich nichtkontrollierbare Erinnerungen oder Bilder auf und lassen das Ereignis wie in einem Film ablaufen, begleitet von körperlichen Beschwerden wie Angst, Panik, Zittern, Schwitzen und dem Gefühl, erneut ausgeliefert und hilflos zu sein.
- Auslöser sind plötzlich wahrgenommene Gerüche, Geräusche, Bilder, Farben, Personen, Umgebungen und andere Umstände, die mit dem Herzereignis in Zusammenhang standen.
- Wiederkehrende Alpträume, in denen das belastende Ereignis immer und immer wieder durchlebt wird.
- Zunehmende Vermeidung von Tätigkeiten, Personen, Orten und Situationen, die an das traumatische Ereignis erinnern und als auslösende Ursache vermutet werden.
- Erinnerungslücken bzw. die völlige Unfähigkeit, sich an das Ereignis zu erinnern.
- Auffällige Verhaltensänderungen wie innere Unruhe und Anspannung, Gereiztheit, Schreckhaftigkeit.
- Veränderungen der Stimmungslage, die gedrückt, depressiv-ängstlich und schließlich hoffnungslos erscheint.
- Schlafstörungen, die seit dem Ereignis auftreten oder zugenommen haben.

Diagnostische Hinweise

- Abnehmendes Interesse an anderen Menschen und alltäglichen Aufgaben.
- Schuldgefühle: zunehmende Überzeugung, selbst die Herzerkrankung verschuldet zu haben.
- Scham: Das Ereignis wird als beschämend und demütigend empfunden.
- Beginn oder Zunahme von Alkohol-, Tabletten- oder Drogenkonsum.

Fragebögen zur Selbstauswertung

Im Internet können Fragebögen zur Selbstauswertung heruntergeladen werden, die zwar nicht speziell für Herzpatienten konzipiert wurden, deren Ergebnis jedoch die Wahrscheinlichkeit für das Vorliegen einer PTBS und die Notwendigkeit für einen Arztbesuch abschätzen lassen (▶ Serviceteil). Die **Diagnose einer PTBS** erfolgt durch den psychosomatisch geschulten Hausarzt bzw. durch einen fachärztlichen oder psychologischen Psychotherapeuten und kann durch Auswertung validierter, jedoch nicht auf Herzerkrankungen bezogener Fragebögen erweitert werden.

Welche Behandlungsmöglichkeiten gibt es bei PTBS als Folge einer Herzerkrankung?

Psychotherapie bei PTBS

Da es sich bei der PTBS um eine gravierende psychische Störung handelt, die das Seelenleben tief erschüttert und zu erheblicher Verunsicherung in allen Lebensbereichen führt, hat ihre Behandlung fachpsychotherapeutisch zu erfolgen. Dabei ist es grundsätzlich vorteilhaft, wenn sich der traumatherapeutisch erfahrene Psychotherapeut bei der Betreuung von Herzpatienten auf eigene kardiologische Kenntnisse stützen und/oder auf eine gute Zusammenarbeit mit dem Hausarzt zurückgreifen kann. Bei der Behandlung einer PTBS nach einer Herzerkrankung wird gelegentlich auch eine enge Abstimmung mit dem zuständigen Kardiologen erforderlich sein, da insbesondere die Traumabearbeitung (Phase 2, s. unten) eine Stressbelastung auslösen und daher bei instabiler Herzerkrankung nicht ungefährlich sein kann.

▪▪ Ziele der Behandlung

Lebensqualität zurückgewinnen

Auch wenn das erschreckende Erlebnis nicht mehr rückgängig zu machen ist und gerade bei Herzpatienten erneute Zeiten psychischer Belastung im Verlauf der Erkrankung nicht ausgeschlossen oder sogar erwartet werden können, so hilft eine möglichst frühzeitige und gezielte Psychotherapie dennoch, das Leben wieder ins Gleichgewicht zu bringen und das Ereignis so zu verarbeiten, dass eine lebenswerte Zukunftsperspektive trotz körperlicher Einschränkungen und neuerlicher Krisen wieder möglich wird.

▪▪ Ablauf der Behandlung

Die Behandlung einer PTBS beinhaltet die **Stabilisierung** des Patienten, die **Traumabearbeitung** und die **Integration bzw. Rehabilitation** («zurück ins Leben») und muss auf einer vertrauensvollen, tragfähigen und belastbaren Beziehung zwischen Patient und Therapeuten basieren. Dabei ist jedoch nicht davon auszugehen, dass die einzelnen Phasen streng voneinander getrennt und starr aufeinander folgen. Vielmehr ist zu erwarten, dass beispielsweise stabilisierende Arbeit auch im Verlauf der Traumabearbeitung immer wieder notwendig sein wird. Die **Stabilisierung** ist in diesem 3-Phasen-Modell in der Tat die zunächst wichtigste Phase, in deren Verlauf Sie als Betroffener

- erfahren und verstehen werden, wie Ihre Beschwerden entstehen, was sie aufrechterhält, wie sie sich verstärken, welche Folgen sie haben können und wie Sie sich aus diesem Teufelskreis (▶ Abb. 6.2) befreien können;
- Stabilisierungsübungen erlernen (z. B. «Tresor», «sicherer Ort», «Lichtstromtechnik», PR), die Ihnen helfen, die innere Anspannung abzubauen, sich aufdrängende Erinnerungen, Bilder und sinnliche Wahrnehmungen frühzeitig zu unterbrechen und Distanz zu dem belastenden Ereignis aufbauen zu können;
- motiviert werden, vorhandene Ressourcen zu nutzen oder neue für sich zu entdecken (▶ Kap. 5) sowie Ihre Aufmerksamkeit auf Ihre Stärken und Lebenserfolge zu lenken.

Die Dauer des Stabilisierungsprozesses variiert sehr stark und hängt ab von der Schwere des Traumas, dem zeitlichen Abstand und der individuellen Bereitschaft, sich aktiv durch Nutzung von Ressourcen daran zu beteiligen. Manchmal reichen wenige Sitzungen aus, um anschließend in die eigentliche Traumabearbeitung übergehen zu können, manchmal erfordert es aber auch Monate oder gar Jahre, bis dieses Ziel erreicht ist. Stabilität ist erreicht, wenn es dem Patienten möglich ist, aufkommende Erinnerungen oder Bilder frühzeitig zu unterbrechen und keinerlei stressbezogene, körperliche Reaktionen verspürt werden; wenn Alpträume verschwinden, sich die Stimmung verbessert, soziale Kontakte (wieder) gefestigt sind und der Lebensmut langsam zurückkehrt. Es ist nicht selten, dass Patienten sich dann bereits als «geheilt» betrachten und die eigentliche Bearbeitung des Traumas ablehnen, da sie eine erneute Konfrontation mit dem Ereignis nicht wünschen. Auch wenn es in den meisten Fällen aus psychotherapeutischer Sicht zur dauerhaften Verarbeitung des Traumas sinnvoll wäre, diesen nächsten, für den Patienten zugegebenermaßen an

Behandlungsphasen

Stabilisierung

Durcharbeitung des Traumas

fänglich durchaus belastenden, aber wichtigen Therapieschritt weiterzugehen, so muss eine Entscheidung zur Beendigung der Therapie selbstverständlich respektiert werden. Eine nicht gewollte Konfrontation kann ebenso wie eine zu frühe zu einer nachhaltigen Retraumatisierung führen.

Sind die beschriebenen Voraussetzungen nach subjektiver Einschätzung des Patienten und persönlichem Eindruck des Therapeuten erreicht, kann der Einstieg in die 2. Phase, die **Traumabearbeitung**, begonnen werden. Dies ist immer eine gemeinsame Entscheidung, in der dem Patienten jedoch die führende Rolle zukommt. Bewährt und wissenschaftlich gesichert gelten in der Traumatherapie die der Verhaltenstherapie zuzuordnende Konfrontationstherapie sowie die EMDR-Methode (Eye Movement Desensitization and Reprocessing), jedoch liegen bislang keine «belastbaren» Studien vor, die die Wirksamkeit dieser Behandlungsmethoden auch bei Patienten nach einem traumatischen Herzereignis belegen. Der erfahrene Psychotherapeut wird sich in dieser Phase mit dem behandelnden Kardiologen abstimmen, da insbesondere die Konfrontation ein erneutes «Durchleben» des Schreckensereignisses bedeutet und von starken seelischen und körperlichen Stressreaktionen begleitet sein kann. Entscheidet sich der Therapeut dennoch für die Konfrontation, so sollte er sehr sicher sein, dass stabile kardiale Verhältnisse vorliegen und der Patient nicht gefährdet wird.

EMDR

EMDR erlaubt es (nicht nur) bei Herzpatienten, das Trauma unter Einbeziehung von Stabilisierungstechniken (▶ Kap. 5) schrittweise durchzuarbeiten. Als Wirkprinzip der EMDR-Methode wird angenommen, dass die gezielte Erinnerung an das Trauma unter gleichzeitig stimulierten Augenbewegungen (◘ Abb. 6.1) die gesunden Verarbeitungsmechanismen des Gehirns aktiviert; hierdurch – so die Vermutung – würden die belastenden Gefühle, Reaktionen und Gedanken abgeschwächt und das Trauma neu verarbeitet werden, sodass es als Teil der Lebensbiografie akzeptiert werden kann. EMDR – ursprünglich von der Psychologin Francino Shapiro durch eine zufällige Selbstbeobachtung entdeckt – wurde zu einer standardisierten Methode weiterentwickelt und gilt heute in der Behandlung der PTBS als wissenschaftlich gesichertes und in Deutschland von den gesetzlichen Krankenkassen als erstattungsfähig anerkanntes Verfahren. Vom Therapeuten ist eine fundierte Ausbildung zu fordern und in der Behandlung von Herzpatienten eine gute klinische Ausbildung, da bei zu rascher und fehlerhafte Anwendung auch im Rahmen einer EMDR-Behandlung Reaktionsmuster aktiviert und bei instabilen Patienten ernsthafte kardiale Probleme ausgelöst werden können.

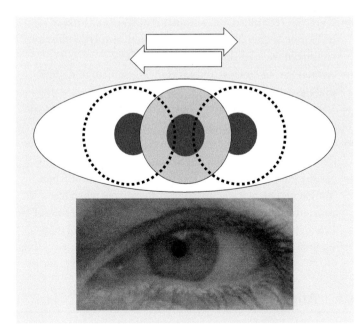

☐ Abb. 6.1   EMDR: Bilaterale Stimulation der Augenbewegung bei gleichzeitiger Erinnerung an ein belastendes Ereignis (immer eingebettet in ein therapeutisches Gesamtkonzept)

Für den erfolgreichen **Abschluss** der PTBS-Behandlung ist es notwendig, die Anwendung von Stabilisierungstechniken zu verfestigen, zu lernen, «für sich selbst zu sorgen» und Eigeninitiative zur Normalisierung des Alltags zu entwickeln. Bestehen als Folge der Herzerkrankung körperliche Einschränkungen, sich vollständig in das private und/oder berufliche Umfeld zu reintegrieren, so bedarf es nicht selten weiterer intensiver Unterstützung durch den Therapeuten. Dies wird besonders dann notwendig sein, wenn bisherige Tätigkeiten nicht mehr möglich sind und eine berufliche Neuorientierung erforderlich ist oder wenn sich im partnerschaftlichen Bereich neue Problemfelder auftun (siehe auch ▶ Abschn. 6.6).

Abschluss der Behandlung und Reintegration

Was Sie als Betroffener selber zu Ihrer Stabilisierung beitragen können

Wie bei jeder seelischen und körperlichen Erkrankung ist Ihr aktiver Beitrag als Betroffener zur Genesung mindestens ebenso wichtig wie die Arbeit des Psychotherapeuten und des Kardiologen. Was also hilft, den Weg zurück ins alltägliche Leben zu finden?

Selbsthilfe

 Nutzen Sie Ihre vorhandenen Ressourcen (▶ Kap. 5).
 Bauen Sie neue Ressourcen auf, z. B. Ausdauerbelastung (nach ärztlicher Abstimmung).

- Üben Sie Techniken, die es Ihnen ermöglichen, aufkommende Erinnerungen oder Bilder zu stoppen, also Distanzierungstechniken wie «Tresor» oder «sicherer Ort».
- Achten Sie auf einen strukturierten Tagesablauf und regelmäßige Schlafenszeiten.
- Verzichten Sie auf Alkohol, Nikotin oder andere Drogen, die nur vermeintlich «beruhigen».
- Besprechen Sie Informationen, die Sie aus dem Internet oder dem Fernsehen beziehen, mit Ihrem Hausarzt.
- Sollte es der Fall sein, dass Sie Ihre bisherigen beruflichen Tätigkeiten nicht mehr ausüben können, versuchen Sie sich auf zukünftige Herausforderungen – privat oder beruflich – zu konzentrieren: Der Geschmack kommt mit dem Essen!

6.4   Angst- und Panikstörungen

Wenn Angst das Leben beherrscht

Was unterscheidet angemessene Ängste von einer Angststörung? Während «normale» Ängste bei Herzpatienten nur gelegentlich und in nachvollziehbar belastenden Situationen verspürt werden und zu vernünftiger, der Schwere der Erkrankung angemessener Vorsicht veranlassen, prägen Angststörungen mit zeitlicher Dauer die Lebensführung erheblich, führen zu übertriebener Selbstbeobachtung und Vermeidung angstauslösender Situationen. Alternativ wird die Erkrankung aus dem Bewusstsein verdrängt und Beschwerden ignoriert oder banalisiert. Angst- und Panikstörungen sind ernsthafte seelische Erkrankungen, welche die Lebensqualität massiv mindern und unbehandelt nicht nur zusätzliche psychische Störungen generieren, sondern auch die Prognose der Herzerkrankung deutlich verschlechtern. Eine professionelle Betreuung ist daher dringend zu empfehlen.

6.4.1   Welche Angststörungen gibt es?

Eigenständige Erkrankung

Nicht selten bestehen Angststörungen als eigenständige Erkrankung bereits vor einer Herzerkrankung. Vielleicht interessiert es Sie daher an dieser Stelle, welche Arten von Angststörungen man in der Psychologie unterscheidet?

Werden wiederholte Angstattacken in bestimmten Situationen oder durch spezifische Wahrnehmungen ausgelöst, so spricht man von **Phobien** bzw. **phobischen Störungen**. Unterschieden werden Ängste vor

- Menschenmengen, in großen Stadien, in vollen Läden – kurzum: Angst, einer vermeintlich bedrohlichen Situation nicht entkommen zu können, das Bewusstsein zu verlieren oder zu sterben (**Agoraphobie**, von griechisch: «Marktplatz-Furcht»),
- abgeschlossenen oder engen Räumen wie Fahrstühlen, Kernspintomografen (**Klaustrophobie**),
- der Blamage oder der Ablehnung durch andere Menschen bei privaten oder beruflichen Anlässen (**soziale Phobie**) sowie
- spezifischen Auslösern wie Tieren (Spinnen, Schlangen, Hunde), medizinischen Untersuchungen (Blutdruckmessungen, Spritzen, Blutuntersuchungen), großen Höhen oder Tiefen (**spezifische Phobie**).

Unter **Herzphobie** (Herzangst, Herzneurose), für die heute eher die Bezeichnungen «funktionelle» oder «somatoforme Herzbeschwerden» bzw. auch «somatoforme autonome Funktionsstörungen des kardiovaskulären Systems» verwandt werden, werden übertriebene und objektiv unbegründete Ängste vor einer Herzerkrankung trotz unauffälliger Untersuchungsbefunde verstanden (siehe auch ▶ Abschn. 4.3.7). | Angst ohne organischen Herzbefund

Allen phobischen Störungen gemein ist, das Betroffene sehr häufig dazu neigen, auslösende Situationen zu vermeiden. Können auslösende Situationen nicht vermieden werden, so besteht die Gefahr zusätzlicher psychischer Erkrankungen wie Depressionen und Alkohol- oder Medikamentenmissbrauch. | Gefahr von Vermeidung oder Betäubung

Menschen mit **generalisierten Angststörungen** klagen über innere Unruhe und Anspannung, Nervosität, Schlafstörungen, sie äußern Sorgen, Ängste und Befürchtungen, die sich auf alltägliche Ungewissheiten beziehen wie Kriege, Katastrophen, Krankheiten, Autounfälle usw. Angst vor einer Herzerkrankung kann dazu zählen, ist dann aber nur eine Befürchtung von vielen (im Unterschied zur oben beschriebenen Herzphobie). | Wenn alles ängstigt

Panikstörungen treten spontan, anfallsartig und für den Patienten ohne erkenntlichen äußeren Anlass auf. Sie erschrecken zutiefst, denn sie gehen immer mit plötzlichen, heftigen körperlichen Beschwerden einher, was dazu führt, dass die Erklärung einer psychischen Ursache als Auslöser von betroffenen Patienten zunächst abgelehnt wird. Panikattacken werden als extrem bedrohlich empfunden und lösen – einmal durchlebt – fast immer Ängste vor einem erneuten Ereignis aus (Angst vor der Angst). | Als bedrohlich empfunden

Haben Sie bereits vor Ihrer Herzerkrankung unter Ängsten gelitten, wurde bei Ihnen zu einem früheren Zeitpunkt eine Angststörung diagnostiziert und therapiert, so sollten Sie das Ihrem betreuenden Arzt oder Therapeuten mitteilen. Erhalten Sie wegen | Teilen Sie frühere Ängste mit einer Angststörung Medikamente, so ist das bei der Medikation Ihrer Herzerkrankung zu berücksichtigen!

6.4.2 Wie Angst zur Krankheit wird

Angst ist Stress

Angst versetzt den Organismus in einen Alarmzustand, dessen Ablauf der bereits an anderer Stelle besprochenen Stressreaktion gleicht (▶ Abschn. 3.3.2). Körperliche Anzeichen wie Herzrasen oder -klopfen, Schweißausbrüche, Zittern, Brustenge, Schwindel oder Atemnot, die wohl jeder aus kurzfristigen Stress- oder Angstsituationen kennt und als ein passageres Ereignis ohne eigenen Krankheitswert einstuft, können bei Menschen mit Angststörungen und real erlebter Herzerkrankung jedoch völlig anders bewertet werden und sich zu Angst- und Panikattacken steigern. Meist baut sich die Angst als diffuses Gefühl der Anspannung auf, dessen Ursache nicht immer benannt werden kann.

Angstauslösende Situationen

Erinnern sich Patienten jedoch an Situationen, in deren weiterer Folge Angstattacken auftraten, so werden unterschiedlichste Auslöser genannt: körperliche Wahrnehmungen, die dem Herzen zugeordnet werden, eigene Internetrecherchen oder Medienberichte über Herzerkrankungen, Todesnachrichten, das Lesen des Krankenhausberichtes, ein bevorstehender Termin beim Kardiologen oder ein allzu intensiv empfundenes Nachfragen von Angehörigen oder Kollegen über das Befinden. Unbewusst werden die empfangenen Botschaften selektiv gefiltert und auf die eigene erlebte oder befürchtete Erkrankung bezogen. Der Puls beschleunigt sich immer mehr, der Schweiß bricht aus, die Atmung wird schneller und schneller, die Finger fangen an zu kribbeln und der Brustkorb verengt sich. Alle Beschwerden passen zu einem Herzanfall, wie man ja weiß oder zu wissen glaubt. «Es ist eben doch eine Herzerkrankung», «jetzt ist es wieder soweit: ein neuer Herzinfarkt!» oder «gleich bleibt das Herz stehen, ich sterbe», sind dann die vermeintlich «einzigen» Erklärungen, die die Angst jedoch weiter beflügeln.

Aus Angst wird Panik

Der Sympathikus ist nunmehr maximal aktiviert, die Beschwerden nehmen weiter zu, die Angst entwickelt sich zur Panikattacke, und der Notarzt wird gerufen. Spätestens in der Notaufnahme dürfte die Panikattacke abgeklungen sein, und körperliche Untersuchung, EKG und Blutuntersuchung belegen, dass keine akute Bedrohung für das Herz vorliegt. Patient (und Lebenspartner) sind – zunächst – beruhigt. Wieder daheim, werden die Ereignisse der zurückliegenden Stunden nochmals gedanklich durchgegangen. War der Blutdruck im Notarztwagen und auch in der Ambulanz nicht deutlich zu hoch? Hatte der Arzt nicht gesagt, dass er in den nächsten Tagen nochmals kontrolliert werden sollte und die Medikation – falls immer noch zu hoch – angepasst werden müsste? Bereits der Griff zum Blutdruckgerät lässt das Herz wieder schneller schlagen, die Hände fangen wieder an zu zittern – und Sie, liebe Leserin, lieber Leser, erahnen vielleicht schon, dass das Messergebnis angesichts der erneuten Stresssituation den Schweiß abermals aus den Poren treibt, das Herz rasen lässt und sich die Angst erneut zu einer Panikattacke steigert!

Was war geschehen? Körperliche oder gedankliche Wahrnehmungen, die als Gefahr für das Herz bewertet wurden, lösten Angst aus, worauf der Sympathikus aktiviert, die körperlichen Symptome intensiviert und die Angst weiter gesteigert wurden. Schließlich entstand ein Teufelskreis der Angst (◘ Abb. 6.2), der nur nach Eintreffen des Notarztes kurzfristig verlassen werden konnte. In unserem Beispiel entfaltete er jedoch rasch wieder seine «Saugwirkung», als der Gedanke an die Blutdruckerhöhung im Notarztwagen und die nachfolgenden Kommentare einschossen. Die Angst vor erneuten Attacken und die erhöhte Aufmerksamkeit für Körperphänomene führen dazu, dass die Reizschwelle zum Eintritt in den Teufelskreis immer niedriger wird und Angst- und Panikattacken immer häufiger ausgelöst werden. Einmal ist es der beschleunigte Herzschlag, ein anderes Mal der Gedanke an das geschädigte Herz und ein weiteres Mal die bevorstehende Untersuchung beim Kardiologen, durch die der Patient in den Teufelskreis «gesogen» wird.

Teufelskreis der Angst

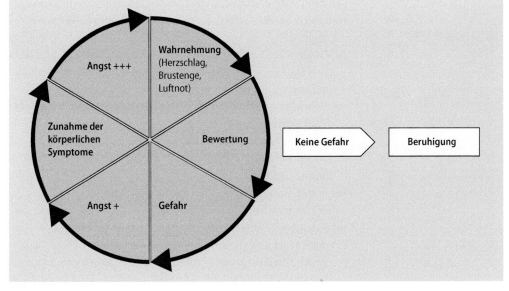

◘ Abb. 6.2 Teufelskreis der Angst

Gefahr für das Herz

Schließlich wird der Organismus in einen permanent erhöhten Erregungszustand versetzt, der mit einer dauerhaften Aktivierung des Sympathikus einhergeht, hormonell einer chronischen Stressbelastung entspricht und das Risiko von Langzeitschäden für die Blutgefäße und die Herzmuskulatur erhöht. Während eine Angst- oder Panikattacke für Herzgesunde allenfalls in Ausnahmefällen («Verkrampfung» bzw. spastische Einengung der Herzkranzgefäße) eine körperliche Gefährdung bedeutet, kann jedoch die plötzliche, massive Ausschüttung der Stresshormone bei vorgeschädigtem Herzen ein akutes kardiales Ereignis auslösen (Bluthochdruckkrise, Herzrhythmusstörungen, Entgleisung einer chronischen Herzinsuffizienz, spastische Verengungen der Herzkranzgefäße usw.).

6.4.3 Wie wird eine Angststörung diagnostiziert?

Angst ist nicht gleich Angst

Die bisherigen Ausführungen sollten Ihnen selber oder aber auch Ihren Angehörigen Anhaltspunkte liefern, zwischen normalen Angstreaktionen und einer Angststörung zu unterscheiden, und es Ihnen erleichtern, den Bedarf an professioneller Unterstützung bei der Bewältigung Ihrer Ängste frühzeitig zu erkennen. Ihre Schilderungen der erlebten Angstreaktionen liefern dem Arzt oder Psychotherapeuten wichtige diagnostische Hinweise auf das Vorliegen einer behandlungsbedürftigen Angststörung. Gezielte Fragen werden es darüber hinaus ermöglichen, die Schwere und Art Ihrer Ängste diagnostisch zuzuordnen:

- Haben Sie das Gefühl, Ihren Ängsten hilflos ausgesetzt zu sein?
- Quälen Sie Ihre Ängste um Ihre Herzerkrankung so sehr, dass sich Ihr Lebensgefühl und Ihre Lebensführung verschlechtert haben?
- Vermeiden Sie zunehmend angstauslösende Situationen oder Tätigkeiten?
- Wann und in welchen Situationen werden Ihre Ängste ausgelöst und steigern sich zu Panikattacken und wie oft ist das der Fall?
- Traten Panikattacken auch schon plötzlich und ohne erkennbare Vorboten auf?
- Machten Sie sich bereits vor Ihrer Herzerkrankung übermäßig viel Sorgen um alltägliche Eventualitäten, litten Sie an Angstattacken und wurden Sie diesbezüglich bereits behandelt?

Darüber hinaus kann es sein, dass Ihr Arzt oder Therapeut Fragebögen zur Einstufung der Angststörung oder zur Beurteilung ihres Verlaufes einsetzt (sog. Selbst- und Fremdbeurteilungsskalen). Für Patienten mit Herzerkrankungen gibt es einen speziellen Herzangstfragebogen (HAF-17), der im Internet aufgerufen und zur Auswertung eingesandt werden kann (▶ Serviceteil).

Spezieller Angst-Fragebogen für Herzpatienten

6.4.4 Welche Behandlungsmöglichkeiten gibt es?

Angststörungen entziehen sich ohne professionelle Unterstützung und Behandlung immer mehr der eigenen Kontrolle, bestimmen zunehmend die Lebensführung und bedeuten für Betroffene die Gefahr, mit zeitlicher Dauer, sozialem Rückzug und dem Gefühl der Ausweglosigkeit zusätzlich in eine Depression abzugleiten. Bestehen Angststörungen und Depression gleichzeitig, was im Übrigen häufig der Fall ist, so hat die Behandlung der Depression – insbesondere bei mittel- bis schwergradigen Erkrankungen – Vorrang (▶ Abschn. 6.5).

Psychotherapie bei Angststörungen

    Im Vordergrund der Behandlung einer Angststörung steht daher die psychotherapeutische Betreuung, deren Vorgehensweise und Zielsetzungen sich in Abhängigkeit vom gewählten Verfahren unterscheiden (siehe dazu ▶ Kap. 7: Wie finde ich einen geeigneten Psychotherapeuten?). Folgende Therapieelemente werden Ihnen in der Behandlung herzbezogener Angststörungen begegnen:

Inhalte und Zielsetzungen

- Ausführliche Anamnese, die Interesse, Einfühlungsvermögen und Sorgfalt spüren lassen sollte;
- Psychoedukation, insbesondere eine Erklärung der Zusammenhänge zwischen körperlichen, gedanklichen und gefühlten Wahrnehmungen (Teufelskreismodell, s. oben), eventuell gezielte Lenkung auf spezifische Körpergefühle (z. B. mehrfaches Schlucken löst Globus- bzw. Engegefühl im Hals aus);
- Erlernen von Selbsthilfemaßnahmen zur Stabilisierung und zum Unterbrechen des Teufelskreises (▶ Kap. 5 und ▶ Abschn. 6.4.5);
- Wenn möglich: gruppentherapeutische Sitzungen – sie lenken vom Einzelschicksal ab, leben durch den Austausch mit anderen Patienten und entlasten häufig erheblich;
- Interventionen wie
  - Exposition (d. h. das «Aushaltenlernen» von Angst- und Panikattacken),
  - EMDR (▶ Abschn. 6.3.3).

Vorsicht bei Exposition

Expositionsverfahren haben einen festen Stellenwert in der verhaltenstherapeutischen Behandlung phobischer Störungen und können daher auch bei Patienten mit Herzbeschwerden angewandt werden, wenn zuvor eine organische Ursache ausgeschlossen wurde. Hierbei werden Sie wiederholt Situationen oder Reizen ausgesetzt, die bei Ihnen Angst- oder Panikattacken auslösen (z. B. Anstieg der Herzfrequenz, Herzrasen). Ziel ist es zu zeigen, dass trotz massiver körperlicher Symptomatik keine Gefahr für Ihr Herz besteht. So erfahren Sie, dass Sie Panikattacken ohne wirkliche Gefahr «durchleben» können und dass die Intensität der Angstreaktion langsam geringer wird. Bei Patienten mit diagnostizierter Herzerkrankung sind Expositionsverfahren jedoch umstritten, da ja durchaus eine reale Gefährdung durch die Herzerkrankung besteht. Bei schwerer Vorschädigung des Herzens ist von einer Konfrontation dringend abzuraten, da die provozierte Angst- oder Panikattacke mit einer erheblichen Ausschüttung von Stresshormonen einhergeht und eine akute Notsituation auslösen kann.

EMDR bei Angststörungen

Unter Beachtung differenzialdiagnostischer Kriterien bietet sich auch EMDR als ein Verfahren zur Behandlung von Angst- und Panikstörungen an, obwohl bislang nur Einzelfallberichte vorliegen und wissenschaftlich beweisende Daten für diese Indikation noch ausstehen (▶ Abschn. 6.3.3).

6.4.5 Was kann ich selber tun?

Therapeutische Hilfe aktiv unterstützen

Eine psychotherapeutische Behandlung funktioniert nur dann, wenn Sie selber die Therapie auch wollen und darüber hinaus bereit sind, aktiv mitzuarbeiten. Was heißt das? Im Verlauf Ihrer Behandlung werden Sie einige Techniken lernen, die Ihnen helfen, frühzeitig aufkommende Ängste zu stoppen und zu erkennen, ob es sich um einen Angstanfall oder doch um körperliche Symptome handelt, die eher dem Herzen zuzuordnen sind. Diese Fähigkeiten, deren Vermittlung Teil der Behandlung sein werden und die für eine erfolgreiche Bewältigung Ihrer Ängste erforderlich sind, fallen leider nicht vom Himmel, sondern müssen aktiv – mit Unterstützung Ihres Therapeuten oder Arztes – erarbeitet werden. Wir erinnern uns an das Teufelskreismodell der Angst- oder Panikattacke: Ein Gedanke, eine körperliche Wahrnehmung oder «irgendetwas» löst Angst aus, Puls und Atmung werden schneller, Schweiß bricht aus, und die Wahrnehmung dieser körperlichen Reaktionen steigert die Angst weiter, sodass die körperlichen Beschwerden zu «explodieren» drohen. Durch die zunehmend hektische, immer schneller werdende Einatmung wird vermehrt

Kohlendioxid abgeatmet, wodurch sich die Blutgefäße im Gehirn reaktiv verengen und neurologische Symptome auslösen, die als Kribbel- und Taubheitsgefühl, Schwindel oder Sehstörungen wahrgenommen werden.

Folgende Techniken bzw. Übungen können helfen:

Selbsthilfemaßnahmen lernen

- **Hyperventilationskontrolle**: Gemeinsam mit Ihrem Therapeuten werden Sie erfahren, wie Sie die oben beschriebenen neurologischen Symptome bewusst durch extrem schnelle, hechelnde Einatmungsphasen auslösen können und – vor allem – wie Sie diese Beschwerden durch eine langsame Atmung bzw. Atemtechnik (s. oben) beherrschen können.
- **Atemtechnik**: In ▶ Abschn. 5.3.2 wurde Ihnen eine Atemtechnik empfohlen, welche die Atmung reguliert, den Parasympathikus aktiviert und insbesondere auch die Aufmerksamkeit von den Angstsymptomen ablenkt. Die Übung muss im spannungsfreien Zustand geübt werden, damit sie bei aufkommender Angst wirkungsvoll angewandt werden kann. Auch in Zeiten, in denen Sie sich angespannt, «benommen» oder schwindlig fühlen, hilft Ihnen diese Technik möglicherweise, da bei unterschwelliger Angst unbewusst viel schneller als eigentlich notwendig geatmet wird.
- **Entspannungsverfahren**: Auch Entspannungsverfahren bedürfen der Übung in spannungsfreien Stunden, um bei Aufkommen von Ängsten hilfreich eingesetzt werden zu können. Die PR (▶ Abschn. 5.3.3) können Sie selber lernen, besser ist es jedoch, sich diese Technik zunächst unter Anleitung anzueignen.
- **Ablenkungstechniken**: Ziel ist es, die Aufmerksamkeit von aufkommenden Angstgefühlen abzulenken. Beispiele sind
  - Zähl- bzw. Rechenübungen (wichtig dabei ist, dass Sie sich intensiv darauf konzentrieren müssen und mindestens 10 Minuten damit beschäftigt sind),
  - Imaginationsübungen. Sie beinhalten das Denken an einen bestimmten Ort aus der Vergangenheit oder der Gegenwart, an dem man sich sicher und geborgen fühlt. Dabei ist es wichtig, dass Sie sich auch Einzelheiten ins Gedächtnis rufen und sie beschreiben können. Es erfordert regelmäßiges Üben (zunächst unter Anleitung und Führung des Therapeuten), diesen «sicheren Ort» bei aufkommenden Ängsten aufsuchen und sich dort imaginativ ohne Abschweifen der Gedanken mit einem positiven Gefühl aufhalten zu können.
- **Körperliche Aktivitäten**: Wenn es Ihre Grunderkrankung nach objektiver Beurteilung durch Ihren Hausarzt oder

Kardiologen zulässt, um Walking, Jogging, Nordic Walking oder eine andere Ausdauersportart auszuüben, so erreichen Sie durch regelmäßiges Training damit mehrere Effekte gleichzeitig: Aufmerksamkeitsverschiebung bzw. Ablenkung, einen insgesamt beruhigenden Effekt durch Stärkung des parasympathischen Einflusses, Zutrauen in Ihre körperliche Leistungsfähigkeit, Steigerung des Selbstwertgefühls und eventuell Aufbau neuer sozialer Kontakte.

Selbsthilfemaßnahmen allein sind noch keine Psychotherapie

Um einem Missverständnis vorzubeugen: Weder sind diese Techniken und Maßnahmen bereits Psychotherapie noch werden sich davon allein Ihre Angst- und Panikattacken in Luft auflösen. Je besser Sie jedoch die Anwendung beherrschen, umso mehr gewinnen Sie das Gefühl, Ihren Ängsten nicht mehr hilflos ausgesetzt zu sein. Welche dieser Techniken für Sie geeignet sind, ist im Rahmen Ihrer psychotherapeutischen Behandlung zu klären.

6.4.6 Helfen Medikamente?

Vorsicht vor «Beruhigungstabletten»

Beruhigungsmittel dämpfen das Bewusstsein und mindern die Wahrnehmung von Problemen und Ängsten. Bekannteste Vertreter dieser auch als Tranquilizer bezeichneten Substanzklasse der Benzodiazepine sind Diazepam (z. B. Valium®) und Lorazepam (Tavor®), die in der Notfallmedizin, bei heftigen Angstreaktionen oder bei Panikattacken indiziert sein können. Zur Langzeittherapie sind Benzodiazepine weder für diese Störungen noch für andere geeignet, da sich bereits nach kurzer Zeit eine körperliche Medikamentenabhängigkeit entwickelt. Vor einer bedenkenlosen Einnahme kann ich daher nur nachdrücklich warnen!

Antidepressiva: problematisch bei Herzerkrankungen

Die Gabe von Antidepressiva bei Angststörungen ist zu überdenken, wenn der Wirkungseintritt einer psychotherapeutischen Behandlung beschleunigt werden soll, eine Psychotherapie nicht möglich ist oder abgelehnt wird. Da ihre Wirksamkeit in dieser Indikation nicht sicher belegt und ihr Einsatz bei Herzpatienten wegen ihres Nebenwirkungsprofils und ihrer Wechselwirkung mit herzkreislaufwirksamen Arzneimittel nicht unproblematisch ist, ist eine enge Abstimmung zwischen Ihrem ärztlichen Psychotherapeuten und Ihrem Kardiologen ebenso dringend erforderlich wie eine sorgfältige Risiko-/Nutzen-Abwägung.

Die Problematik einer Gabe von Betablockern wurde bereits an anderer Stelle erläutert (▶ Abschn. 4.3.7).

6.5   Depression

Die Depression ist die häufigste psychische Erkrankung, an der 10,1 % (Frauen 11,6 %, Männer 8,6 %) der Erwachsenenbevölkerung in Deutschland aktuell leiden und von der etwa 19 % der Menschen zumindest einmal im Leben betroffen sind. Ähnliche Zahlen liegen für Patienten nach diagnostizierter Herzerkrankung vor, wobei depressive Verstimmungen nach einem ernsthaften kardialen Ereignis (insbesondere nach einem Herzinfarkt) noch wesentlich häufiger beobachtet werden. Besonders gefährdet sind Menschen, die bereits in ihrem früheren Leben eine oder mehrere depressive Episoden durchlebt haben und durch eine akute Herzerkrankung erneut in ihrem Seelenleben erschüttert werden. Wie körperliche und seelische Erkrankungen sich wechselseitig beeinflussen, wurde bereits an anderer Stelle erläutert: So erhöhen Herzerkrankungen das Risiko einer Depression und Depressionen ihrerseits das Entstehen einer Herzerkrankung (▶ Abschn. 3.3.2).

Ohne angemessene professionelle Behandlung depressiver Störungen

- sind Rückfälle nach Ersterkrankung in der Folgezeit häufig,
- verschlechtert sich die Prognose der Herzerkrankung,
- drohen Arbeitsplatzverlust, Frühberentung und sozialer Rückzug,
- können Partnerschaftsprobleme entstehen,
- werden finanzielle Einbußen und erhöhte Kosten für das Gesundheitssystem hervorgerufen.

Jede Depression ist als ernsthafte Erkrankung zu werten, bedeutet sie doch stets das Risiko eines Suizids, insbesondere bei wiederkehrenden Episoden. Da Depressionen bei frühzeitiger Diagnose und Therapie eine gute Prognose haben, sollte professionelle Hilfe so schnell wie möglich gesucht werden.

6.5.1 Eine Depression ist …

… nicht zu verwechseln mit dem Gefühl, «mal schlecht drauf zu sein»! Depression ist eine ernsthafte Erkrankung, die mit einer erheblich verminderten Lebensqualität einhergeht und häufig leider viel zu spät als solche erkannt wird. Warum ist das so? Viele Menschen vermögen sehr wohl über ihre Herzerkrankung zu sprechen, scheuen sich aber aus Scham, sich selbst und anderen gegenüber depressive Gefühle einzugestehen. Und: Depressionen schleichen sich meistens ein und die sie prägenden Gefühls- und Denk-

Depressionen sind häufig – und gefährlich!

Professionelle Behandlung ist wichtig

Körperliche Beschwerden können im Vordergrund stehen

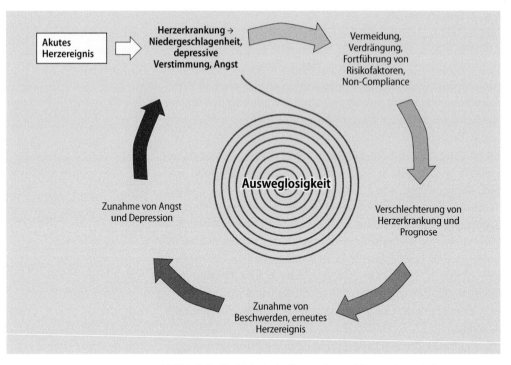

◘ Abb. 6.3   Teufelskreis der Depression und Depressionsspirale

störungen werden nicht selten durch körperliche Beschwerden wie Schwindel, Druck auf der Brust, Schweißausbrüche, Herzrasen oder Schlafstörungen verschleiert und sowohl vom Patienten als auch vom konsultierten Arzt als Folgen oder Begleitsymptome der Herzerkrankung interpretiert. So vergeht oft viel Zeit durch diagnostische Maßnahmen, die meist keinen organisch erklärenden Befund liefern.

Tiefe Traurigkeit ohne Perspektive

Währenddessen verfestigt sich die anhaltend gedrückte Stimmung immer mehr und erweist sich als nicht beeinflussbar durch Lebenspartner, Familie und Freunde oder auch Ereignisse, die von allen anderen als positiv wahrgenommen werden. Ein Entrinnen aus dem Teufelskreis erscheint kaum mehr möglich (◘ Abb. 6.3). Nichts macht mehr Spaß, an nichts kann man sich erfreuen und jeder gut gemeinte Vorschlag für gemeinsame Aktivitäten vertieft das Gefühl, wertlos und nicht liebenswert zu sein. Freude weicht tiefer Traurigkeit, das Interesse am alltäglichen Leben, an sozialen Kontakten und Beschäftigungen verflüchtigt sich vollständig und bleierne Müdigkeit und Erschöpfung machen allein den Gedanken an kleinste Aktivitäten zur Qual. Verlangsamte Bewegungen bei gleichzeitigem Gefühl, «getrieben» zu sein, generieren eine innere Unruhe, die als besonders quälend empfunden wird. Diese trost-

lose Gefühlswelt beherrscht zunehmend die Gedanken und leitet
sie in negativistische, katastrophisierende Annahmen, die durch
dem Herzen zugeordnete körperliche Wahrnehmungen in ihrer
vermeintlichen Richtigkeit noch verstärkt werden. Kreisendes
Grübeln mit Hinterfragen des Selbstwertes, der Sinnhaftigkeit des
eigenen Lebens und der eigenen Schuld an der Erkrankung sowie
dem Verlust der Arbeitskraft prägen das Verhalten, das sich in
sozialem Rückzug, anfänglichem «Klammern» an den Lebenspartner oder andere Personen sowie Vernachlässigung ärztlicher
Anordnungen äußert. Es liegt also auf der Hand, dass eine depressive Entwicklung so früh wie möglich erkannt werden sollte, bevor
Hoffnungslosigkeit auf Besserung jegliches Denken beherrscht,
Gefühle vollständig versiegen und der Suizid als einzige Hand-
lungsmöglichkeit vermeintlich verbleibt …

6.5.2 Wie kann ich erkennen, dass ich an einer Depression erkrankt bin?

Die Diagnose einer Depression wird üblicherweise zwar vom
Hausarzt oder einem Facharzt bzw. Therapeuten gestellt. Da dies
so früh wie möglich erfolgen sollte, ist es für Sie als Betroffener
(oder Angehöriger) jedoch wichtig, Anhaltspunkte zu erkennen,
die auf das Vorliegen einer Depression hindeuten. Dass die Diagnose Ihrer Herzerkrankung oder das erlebte Ereignis Sie anfänglich «niederschmettert», ist normal, jedoch sollte sich Ihre gedrückte Stimmung nach und nach wieder aufhellen und Gedanken
zulassen, die der Bewältigung Ihrer möglicherweise veränderten
Lebenssituation dienen. Wird Ihre Stimmung jedoch immer trü-
ber, drängen sich mehr und mehr triste Gedanken auf, wachen Sie
morgens deutlich früher als sonst mit kreisenden, ergebnislosen
Grübeleien auf und befürchten Sie, auch die kleinsten Herausforderungen des Alltags wie Zähneputzen, Körperpflege und Anzie-
hen nicht bewältigen zu können, so sollte Sie das veranlassen, dies
Ihrem Hausarzt mitzuteilen. Er wird durch weitere Fragen und
gegebenenfalls anhand spezieller Fragebögen abschätzen können,
ob Ihre Belastung den Kriterien einer depressiven Erkrankung entsprechen. Hilfreich sind auch kurze Selbsttests, die Sie im Internet
herunterladen, auswerten und aufgrund des Ergebnisses abschätzen können, wie dringlich ein Arztbesuch ist (▶ Serviceteil: «Hilfreiche Adressen»).

Erste Hinweise für die Notwendigkeit, Ihren Arzt zu konsultie-
ren, ergeben sich auch aus dem sog. Zwei-Fragen-Test, wenn Sie
mindestens eine der Fragen mit «ja» beantworten:

Selbstwahrnehmung

Kritischer «Selbst-Check»

> ▬ Fühlten Sie sich in den vergangenen vier Wochen häufig nie-
> dergeschlagen, traurig, bedrückt oder hoffnungslos?
> ▬ Hatten Sie in den letzten vier Wochen deutlich weniger
> Lust und Freude an Dingen, die Sie bislang immer gerne
> getan haben?

Können Sie beide Fragen verneinen, so ist es unwahrscheinlich, dass Sie an einer behandlungsbedürftigen depressiven Störung leiden. Bei mindestens einem «ja» ist das ebenfalls ein angemessener Grund, den Hausarzt aufzusuchen.

6.5.3 Wie wird eine Depression diagnostiziert?

Depressionskriterien

Die Diagnose einer Depression orientiert sich an typischen Beschwerden, die von den Fachgesellschaften in Übereinstimmung mit dem ICD-10 (Internationale statistische Klassifikation der Krankheiten und verwandter Gesundheitsprobleme, herausgegeben von der Weltgesundheitsbehörde, WHO) als Haupt-, Neben- oder Zusatzsymptome (◘ Tab. 6.1) bewertet werden und mindestens zwei Wochen andauern. Die Zuordnung zum Schweregrad richtet sich dabei nach Anzahl und Verteilung der Symptome, wobei mindestens zwei Haupt- und zwei Nebensymptome vorhanden sein müssen, ohne dass ein bestimmtes Symptom zwingend erforderlich ist. Demnach würde eine über zwei Wochen anhaltende Antriebsminderung mit gleichzeitigem Interessensverlust (Hauptsymptome) die Diagnose einer leichtgradigen Depression rechtfertigen, wenn diese Hauptsymptome zusätzlich mit zwei Nebensymptomen wie Schlafstörungen und Schuldgefühlen kombiniert sind. Entsprechend erhöht sich die Beurteilung des Schweregrades, wenn neben zwei Hauptsymptomen 3–4 Nebensymptome (mittelgradige Depression) nachweisbar sind oder wenn drei Hauptsymptome (gedrückte, depressive Stimmung, Interessensverlust/Freudlosigkeit, Antriebsminderung bis -verlust) von mindestens vier Nebensymptomen begleitet werden (schwere Depression). Wahnvorstellungen komplizieren das Krankheitsbild einer schweren Depression zusätzlich und erfordern in der Regel eine Krankenhauseinweisung, da u. a. eine erhöhte Suizidalität besteht (◘ Tab. 6.2).

Verlauf als
Unterscheidungsmerkmal

Ein weiteres Unterscheidungsmerkmal der Depressionen, die im ICD-10 den affektiven (Gemüts-) Störungen zugeordnet werden, ergibt sich aus deren Verlauf ◘ Abb. 6.4):

> ▬ **Unipolare Depression**: Dies sind ausschließlich depressive
> Gemütsstörungen, die einmalig, häufig jedoch mehrfach im
> Leben auftreten (rezidivierende unipolare Depression);

◘ **Tab. 6.1** Symptome der Depression. (Nach Rudolf et al. 2006; DGPPN, BÄK, KBV, AWMF 2017)

Symptome	Mögliche Fragen zur Erfassung
Hauptsymptome	
Gedrückte, depressive Stimmung	«Haben Sie sich in den letzten zwei Wochen anhaltend niedergeschlagen oder traurig gefühlt?» «Wenn ja, gab es Zeiten am Tag, an denen Ihre Stimmung besser oder schlechter war?» (Morgentief)
Interessenverlust, Freudlosigkeit	«Haben Sie in der letzten Zeit das Interesse oder die Freude an wichtigen Aktivitäten (Beruf, Hobby, Familie) verloren?» «Hatten Sie in den letzten zwei Wochen fast ständig das Gefühl, zu nichts mehr Lust zu haben?»
Antriebsminderung bis -verlust, rasche Ermüdbarkeit	«Fühlen Sie sich ständig müde und abgeschlagen?» «Fällt es Ihnen schwer, die Aufgaben des Alltags wie gewohnt zu bewerkstelligen?»
Nebensymptome	
Verminderte Konzentration und Aufmerksamkeit	«Haben Sie Schwierigkeiten, sich zu konzentrieren?» «Haben Sie Mühe, die Zeitung zu lesen, fernzusehen oder Gesprächen zu folgen?»
Vermindertes Selbstwertgefühl und Selbstvertrauen	«Leiden Sie an fehlendem Selbstvertrauen und/oder Selbstwertgefühl?» «Fühlen Sie sich so selbstsicher wie sonst?» «Hat sich Ihr Selbstvertrauen/Selbstwertgefühl in der letzten Zeit verschlechtert?»
Schuldgefühle und Gefühle von Minderwertigkeit	«Machen Sie sich häufig Selbstvorwürfe?» «Fühlen Sie sich häufig schuldig für alles, was geschieht?»
Pessimistische Zukunftsperspektiven, Hoffnungslosigkeit	«Sehen Sie die Zukunft schwärzer als sonst?» «Haben Sie Pläne für die Zukunft?»
Lebensüberdruss, Suizidgedanken, Suizid	«Geht es Ihnen so schlecht, dass Sie über den Tod nachdenken oder daran, dass es besser wäre, tot zu sein?» «Hatten oder haben Sie konkrete Pläne, sich etwas anzutun?» «Haben sie versucht, sich etwas anzutun?»
Schlafstörungen	«Hat sich an Ihrem Schlaf etwas geändert?» «Schlafen Sie mehr/weniger als sonst?»
Appetitverminderung oder -verstärkung	«Hatten Sie mehr/weniger Appetit in der letzten Zeit?» «Haben Sie ungewollt abgenommen?»
Wahn/psychotische Symptome	
	«Sind Sie überzeugt, dass Ihre Herzerkrankung eine Bestrafung ist, weil Sie jemandem ein Leid angetan haben?» «Sind Sie davon überzeugt, dass alle über die wirkliche Schwere Ihrer Herzerkrankung informiert sind, Ihnen die Wahrheit aber verschweigen?»

▣ **Tab. 6.2** Diagnosekriterien der Depression (nach ICD-10)		
Anzahl Symptome	**Dauer**	**Diagnose Depression**
2 Hauptsymptome plus 2 Nebensymptome	>2 Wochen	Leicht
2 Hauptsymptome plus 3–4 Nebensymptome	>2 Wochen	Mittel
3 Hauptsymptome plus > 4 Nebensymptome	>2 Wochen	Schwer

- **Bipolare affektive Störungen**: Neben depressiven Episoden erleiden manchen Menschen auch manische Episoden, in deren Verlauf sie zu Überschwänglichkeit, Mitteilungsbedürfnis, Aktivitätsdrang, Geldausgaben, überzogener Risikobereitschaft und anderen übertrieben erscheinenden Verhaltensweisen neigen;
- **Dysthymia**: Hierbei handelt es sich um eine mindestens zwei Jahre, häufig jedoch lebenslang andauernde Gemütsstörung, deren Beschwerden einer leichtgradigen depressiven Störung ähneln, allerdings nicht deren Intensität erreichen. Betroffene Menschen werden häufig als «ewige» Spaßbremse, Miesmacher oder Trauerkloß verkannt, da sie sich über nichts freuen können, ständig müde, erschöpft und energielos sind und über eine pessimistische Grundhaltung verfügen. Entwickelt sich aus dieser Gemütslage heraus das Vollbild einer Depression, so spricht man von einer «double depression».

Organische und medikamentöse Ursachen ausschließen

Auszuschließen als Ursache depressiver Störungen sind stets organische Erkrankungen wie Funktionsstörungen der Schilddrüse, der Nebennieren oder einige hirnorganische Erkrankungen. Auch unter der Einnahme von einigen Medikamenten wurden in seltenen Fällen Depressionen beobachtet. Leider zählen hierzu auch einige Herz-Kreislauf-Medikamente, die als Basismedikamente (Betablocker, ACE-Hemmer) in der Behandlung von Bluthochdruck, koronarer Herzkrankheit, Herzinsuffizienz und Herzrhythmusstörungen einen wichtigen Stellenwert einnehmen. Sollte tatsächlich der Verdacht auf eine Medikamenten-verursachte Depression bestehen, so sind Veränderungen der Therapie nur unter sorgfältiger Kontrolle der kardialen Grunderkrankung durchzuführen.

Fragebögen können Anamnese ergänzen

In Anbetracht der mannigfaltigen Ursachen einer depressiven Störung und der daraus resultierenden unterschiedlichen Behand-

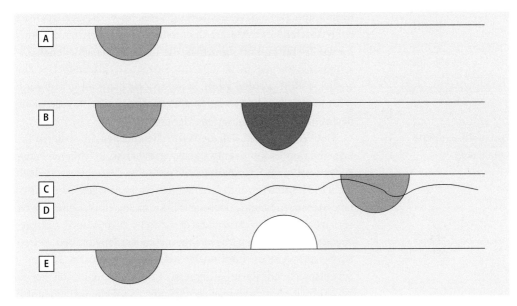

Abb. 6.4 Verlaufsformen der Depression. A: unipolare Depression, einzelne Episode, B: unipolare Depression, rezidivierende Episode(n), C: Dysthymia, D: «double depression» (Dysthymia plus depressive Episode), E: bipolare Störung (Depression plus Manie)

lungsmaßnahmen erscheint es naheliegend, dass Screening-Fragebögen zwar Hinweise auf das Vorliegen einer Depression liefern, jedoch kaum eine exakte Diagnose ermöglichen. Basis und Voraussetzung dafür ist vielmehr eine eingehende psychosoziale Anamnese und die individuelle Bewertung der geäußerten Beschwerden unter Berücksichtigung der obengenannten Kriterien. Spezielle, validierte Fragebögen helfen jedoch bei der Beurteilung des Schweregrades und sind geeignet, Therapieverlauf und -erfolg zu dokumentieren.

Depressionen gehen überdurchschnittlich häufig mit Angststörungen und Panikattacken einher, und diese wiederum werden häufig begleitet von depressiven Verstimmungen bzw. Depressionen. Es ist daher zu klären, welche Störung im Vordergrund steht bzw. den größten Leidensdruck verursacht.

6.5.4 Was sind die Ursachen für eine Depression?

Lässt sich eine depressive Verstimmung zeitlich und ursächlich einem belastenden Ereignis wie beispielsweise einem erlebten Herzinfarkt zuordnen, so wird sie nach heutigem Verständnis nicht den Depressionen, sondern den Belastungsstörungen zuge-

Multifaktorielle Genese

ordnet und als Anpassungsstörung bezeichnet. Diesbezüglich sei auf ▶ Abschn. 6.2 verwiesen. Depressionen werden im Unterschied hierzu als Erkrankung gesehen, die in ihren verschiedenen Erscheinungsformen nicht auf eine einzelne, erklärende Ursache zurückgeführt werden kann, sondern erst dann ausgelöst wird, wenn mehrere Faktoren aufeinandertreffen und sich gegenseitig beeinflussen («multifaktorielle Genese»):

Genetisch-bedingte Anfälligkeit

Zum einen erhöht sich die Wahrscheinlichkeit, im späteren Leben eine Depression zu entwickeln, wenn bereits in früheren Familiengenerationen Erkrankungsfälle auftraten. Vererbt wird jedoch nicht die Depression als solche, sondern nur «Anlagen», die betroffene Menschen für eine depressive Erkrankung empfänglicher bzw. verletzlicher machen als andere (genetische Disposition). Entsprechende Auffälligkeiten, die nachgewiesen werden konnten, betreffen beispielsweise die hormonelle Stressachse (▶ Abschn. 3.3.2), die auf entsprechende Reize bei depressiv Erkrankten empfindlicher als bei Normalpersonen zu reagieren scheint. Des Weiteren fanden sich Veränderungen der Erbanlagen, die an der Regulation des Botenstoffes Serotonin beteiligt sind. Serotonin ist im Gehirn in eine Vielzahl von Funktionen eingebunden; u. a. überträgt es elektrische Impulse von einer Nervenzelle zur anderen und ermöglicht es so, dass Nervenreize weitergeleitet werden können. Auch wenn es als gesichert gilt, dass Veränderungen des Serotoninstoffwechsels nicht die (alleinige) Ursache einer Depression sind, so hat sich dessen Beeinflussung dennoch als ein wichtiger Ansatzpunkt in der medikamentösen Behandlung der Depression erwiesen.

Biografische Auffälligkeiten

Zum anderen finden sich bei depressiven Menschen regelmäßig Auffälligkeiten in der Lebensgeschichte und der Persönlichkeitsentwicklung, die durch traumatische Gewalt- und Verlusterlebnisse im früheren Leben, problematische soziale Verhältnisse mit chronischer Überforderung sowie eingeschränkter Bewältigungs- und Konfliktkompetenz gekennzeichnet sind.

Zusammenfassend machen die erwähnten physiologischen und psychosozialen Auffälligkeiten betroffene Menschen in besonderem Maße anfällig, eine Depression zu entwickeln. Dabei unterliegen depressive Episoden keiner Gesetzmäßigkeit: Sie können sich langsam einschleichen, plötzlich und ohne erkennbaren Anlass jedes positive Lebensgefühl zunichtemachen oder aber in einer akuten Überlastungssituation aktiviert werden. So wird erklärlich, dass auch eine außergewöhnliche Stresssituation (wie beispielsweise ein Herzinfarkt) bei entsprechender Disposition eine depressive Episode auslösen kann. Erst die genaue biopsychosoziale Anamnese ermöglicht daher die Abgrenzung zur Anpassungsstörung und notwendige Therapieentscheidungen.

6.5.5 Wie wird eine Depression behandelt?

An dieser Stelle erscheint es mir wichtig, Ihnen Mut zu machen – unabhängig davon, ob Sie selber als Herzpatient in trübe Gedanken und Gefühle verstrickt sind oder ob Sie als Angehöriger in die schwierige Lebenssituation miteinbezogen sind:

> 1. Depressionen sind gut behandelbar.
> 2. Niemand hat Schuld an der Erkrankung, niemand!

Gute Behandlungsmöglichkeiten

Und auch wenn es Ihnen als Betroffenem momentan vielleicht unwahrscheinlich erscheint: Trotz Ihrer Herzerkrankung kann das Leben in den meisten Fällen wieder lebenswert erscheinen.

Was also ist zu tun? Zunächst: Jeder Mensch mit einer Depression sollte sich in eine professionelle Behandlung begeben; wenn ihm das selber nicht mehr möglich ist, weil er bereits zu tief in seinem Seelenleid gefangen ist, für entsprechende Hilfe zu sorgen. Erste Anlaufstelle ist der Hausarzt, der einschätzen kann, ob und wenn ja, welche weiteren Maßnahmen zu ergreifen sind. Jede depressive Erkrankung birgt die Gefahr eines Suizids, den es unter allen Umständen zu verhindern gilt. Je schwerer die depressive Symptomatik, desto wichtiger ist es, diese so schnell wie möglich zu unterbrechen, üblicherweise medikamentös. Eine schwere Depression erfordert immer eine stationäre Behandlung in einem psychiatrischen Fachkrankenhaus, bei dessen Wahl im Falle von Herzpatienten die Nähe einer kardiologischen Abteilung wünschenswert ist, um notwendige Therapiemaßnahmen interdisziplinär abstimmen zu können.

Behandlung immer

Die Wahl der antidepressiven Medikation bei instabilen Herzpatienten unterliegt jedoch besonderen Vorsichtsmaßnahmen, da viele der verfügbaren Substanzen die Gefahr lebensbedrohlicher Herzrhythmusstörungen erhöhen (QT-Zeit-Verlängerung); zu berücksichtigen ist weiterhin bei Patienten, die blutverdünnende Medikamente einnehmen müssen, dass sich bei gleichzeitiger Einnahme von Antidepressiva das Blutungsrisiko erhöht. Empfohlen werden zum gegenwärtigen Zeitpunkt einzelne Substanzen (Sertralin, Mirtazipin), die insbesondere die Verfügbarkeit des Botenstoffes Serotonin zur elektrischen Impulsweitergabe in bestimmten Gehirnarealen erhöhen und als selektive Serotonin-Wiederaufnahme-Hemmer (engl.: «selective serontonin reuptake inhibitors», kurz: SSRI) bezeichnet werden (siehe hierzu auch ▶ Abschn. 6.5.3).

Vorsicht mit Antidepressiva bei Herz-Kreislauf-Medikation

> Werden Ihnen als Herzpatient Antidepressiva verschrieben, so nehmen Sie die Empfehlung Ihres Arztes zu regelmäßigen EKG-Kontrollen sehr ernst, insbesondere dann, wenn Sie gleichzeitig Herz-Kreislauf-Medikamente einnehmen!

Regelmäßige EKG-Kontrollen

Psychotherapeutische
Betreuung

Zu ergänzen ist die medikamentöse Therapie durch eine psychotherapeutische Betreuung, die bei schweren Depressionen stationär begonnen und ambulant über einen längeren Zeitraum fortgeführt werden sollte und nicht nur der aktuellen Stabilisierung dient, sondern auch darauf abzielt, weitere Episoden zu verhindern.

Die Gabe von Antidepressiva kann auch bei mittelgradiger Depression hilfreich sein. Bei bestehender Herzerkrankung sind Risiko und Nutzen individuell jedoch kritisch gegeneinander abzuwägen, zumal sich die Wirksamkeit einer medikamentösen nicht von einer psychotherapeutischen Therapie unterscheidet. Entsprechende Studienergebnisse hierzu liegen insbesondere für die Verhaltenstherapie, aber auch für psychodynamische Verfahren – zumindest bei Typ-D-Persönlichkeitsstrukturen (▶ Abschn. 3.3.2) – vor.

Bei leichter Depression und
Herzerkrankung (möglichst)
keine Antidepressiva

Bei Herzpatienten mit leichten Depressionen sollte wegen der Wechsel- und Nebenwirkungen auf eine antidepressive Medikation verzichtet werden, zumal sich sowohl verhaltenstherapeutische Interventionen als auch regelmäßige, stützende Gespräche mit dem Hausarzt als ausreichend erwiesen haben. Hilfreich ist immer, wenn Patienten sich zu einer aktiven Nutzung von Ressourcen motivieren lassen (▶ Kap. 5). Zu empfehlen ist insbesondere die Teilnahme an Herzsportgruppen bzw. die Aufnahme regelmäßiger körperlicher Bewegung, die selbstverständlich stets an das kardiologisch definierte Belastungsniveau angepasst werden muss. Eine antidepressive Wirkung körperlicher Ausdauerbewegung ist im Übrigen gut belegt.

Keine Selbstmedikation mit
«pflanzlichen» Arzneimitteln

Abschließend nochmals ein Wort zu Johanneskraut-Präparaten, die bei depressiven Verstimmungen oder leichten Depressionen häufig eingenommen werden in der Annahme, dass sie harmlos bzw. nebenwirkungsarm (weil «pflanzlich») sind. Leider beeinflussen sie jedoch den Abbau u. a. zahlreicher Herz-Kreislauf-Präparate in der Leber, sodass deren therapeutische Wirksamkeit abgeschwächt oder aber verstärkt wird. Folge dieser Wechselwirkungen sind unkalkulierbare Risiken der kardial notwendigen Medikation.

6.6   Sexualstörungen bei Herzerkrankungen

Mit dem Arzt über
Sex sprechen

In den vielen Jahren meiner ärztlichen klinischen Tätigkeit habe ich es selten erlebt, dass Patienten von sich aus das Thema Sex ansprachen. Indes stellte sich bei gezielter Nachfrage immer wieder heraus, dass Sex für die meisten – und zwar unabhängig vom Alter

– ein sehr wichtiger, aber nach einer Herzerkrankung häufig mit Ängsten und trüben Gedanken besetzter Bestandteil ihres Lebens war. Leider ist es wohl immer noch so, dass sich viele Ärzte aus unterschiedlichen Gründen scheuen, Patienten auf ihr Sexualleben anzusprechen. So bleiben drängende Fragen nach spezifischen Nebenwirkungen verordneter Medikamente, körperlicher Belastbarkeit und der Gefahr eines erneuten Herzanfalls während des Geschlechtsverkehrs unausgesprochen. Zurück bleibt ein verunsicherter Patient, der sich allein gelassen und emotional zwischen Wunsch nach und Angst vor Sex hin und hergerissen fühlt.

6.6.1 Ursachen sexueller Störungen bei Herzerkrankungen

Sexuelle Probleme in der gesunden Bevölkerung sind häufig: Sie betreffen laut Schätzungen etwa 40 % aller Paare über 45 Jahre. Mehr als die Hälfte der über 40-jährigen Männer klagt über Erektionsstörungen, und trotz fehlender Daten dürften Störungen der Sexualfunktion bei Frauen nicht seltener sein. Es ist daher nicht überraschend, dass sexuelle Probleme bei Patienten nach einer Herzerkrankung noch deutlich häufiger sind. Sexuelle Störungen können organisch (körperlich), psychisch oder medikamentös bedingt sein oder durch Alkohol- oder Nikotinkonsum verursacht werden. Meist jedoch bestehen mehrere Ursachen gleichzeitig.

Sexuelle Probleme sind häufig

Organische (körperliche) Erkrankungen sind die häufigste Ursache sexueller Funktionsstörungen. So können sie Teil oder Folge einer Herz-Kreislauf-Erkrankung sein: Arteriosklerotische Veränderungen beschränken sich selten nur auf die Herzkranzgefäße, sondern verengen zusätzlich auch andere Arterien. Sind die arteriellen Blutgefäße im Becken betroffen, so verschlechtert sich die Blutzufuhr zu den Sexualorganen und als Folge deren Funktion. Erektionsstörungen können daher ein erster Hinweis auf eine (noch) beschwerdefreie koronare Herzkrankheit sein. Sind größere Beckenarterien betroffen, so ist die Wiederherstellung eines ausreichenden Blutflusses und die Kontrolle vorhandener Risikofaktoren (▶ Abschn. 3.3.1–3.3.2) Ziel therapeutischer Maßnahmen.

Organische Ursachen

Einschränkungen der kardialen Leistungsfähigkeit nach Herzerkrankungen verschlechtern die Blut- und Sauerstoffversorgung des gesamten Organismus und können somit auch die Durchblutung und Funktion der Sexualorgane miteinbeziehen.

Weitere Ursachen für Störungen der Sexualfunktion können nervlich (Diabetes mellitus, Neuropathien), hormonell (Testosteron-/Östrogenmangel), muskulär (erschlaffte Beckenmuskulatur) oder durch eine mit zunehmendem Alter häufige Absenkung der weiblichen Geschlechtsorgane, meist verbunden mit psychisch belastender Inkontinenz, bedingt sein. Waren diese Erkrankungen vor Diagnose der Herzerkrankung nicht bekannt, so müssen Sie ausgeschlossen werden. Operationen im Beckenbereich (Prostata, Gebärmutter, Eierstöcke, Darm) und anschließende Schonphasen schwächen die Beckenbodenmuskulatur und beeinträchtigen insbesondere die Orgasmusfähigkeit.

Rauchen, Alkohol

Rauchen ist die wichtigste Ursache für arteriosklerotische Veränderungen der arteriellen Blutgefäße und dadurch begründete Durchblutungsstörungen, die sehr häufig auch die Beckenarterien betreffen. Darüber hinaus schädigt Rauchen auch die kleinsten Äderchen des Penis und die für die Erektion erforderlichen glatten Muskelzellen. **Alkohol** hemmt schon in kleineren Mengen die Erektion, chronischer Abusus kann zu Nervenschädigungen (Polyneuropathie) führen und Lustempfinden und Orgasmusfähigkeit bei Frauen und Männern beeinträchtigen.

Medikamente

Auch unter Einnahme einiger **Medikamente** bzw. Substanzklassen können Erektions- und Ejakulationsstörungen sowie Libidoverlust auftreten (◘ Tab. 6.3). Vermuten Sie verordnete Medikamente als Ursache von Sexualstörungen, sollten Sie das Problem mit Ihrem Arzt besprechen. Stets unter Nutzen-/Risiko-Abwägung wird er gemeinsam mit Ihnen entscheiden, wie weiter zu verfahren ist und ob möglicherweise Alternativen zu der bestehenden Medikation bestehen. Wird in Beipackzetteln auf Sexualstörungen «in seltenen Fällen» hingewiesen, ist stets auch ein Nocebo-Effekt als Ursache einzubeziehen – was überleitet zum nächsten Abschnitt.

Angst und Sex

Auf **psychischer Ebene** löst das Erleben einer bedrohlichen Herzerkrankung Unsicherheit in die verbliebene körperliche Leistungsfähigkeit, Angst vor einem erneuten Ereignis, ein vermindertes Selbstwertgefühl und Niedergeschlagenheit aus. Von Angst und Unsicherheit ist aber auch der Partner betroffen. Sie oder er vermag ebenfalls nicht einzuschätzen, wie belastend Sex für den anderen ist. Darf ich zum Sex auffordern? Kann dabei ein neuer Infarkt auftreten? Was, wenn «dabei» wirklich etwas passiert? Sex und die Angst vor möglichen kardialen Folgen kann daher bei beiden Partnern Stress verursachen und eine normale Funktion der Sexualorgane (Erektion, Lubrikation) unmöglich machen. Diese Zusammenhänge zwischen Stress und sexuellem «Versagen» ist wahrscheinlich den meisten von uns aus früheren Erfahrungen in jungen Jahren bekannt: Fühlte man sich gestört, beobachtet, verspürte man den vermeintlichen Zwang, sich sexuell «beweisen» zu müssen oder war man situativ anderweitig gestresst, so hielt die

▣ Tab. 6.3 Indikationsbezogene Medikamente und Substanzklassen, unter deren Einnahme Sexualstörungen auftreten können

Erkrankungen	Medikamente/Substanzklassen (Wirkstoffe)
Bluthochdruck, Herzinsuffizienz	Wassertreibende Medikamente (Diuretika) wie Hydrochlorothiazid (HCT), Spironolacton Betablocker Ältere Antihypertensiva (Reserpin, Alpha-Methyldopa)
Depression	Antidepressiva
Beruhigung/Angst	Benzodiazepine Anxiolytika
Krebs	Zytostatika
Prostataerkrankungen	Antiandrogene (Prostatakrebs) Finasterid, Dutasterid (Prostatavergrößerung)
Schmerzmittel	Nichtsteroidale Antirheumatika (NSAR/NSAID) wie Acetylsalicylsäure (ASS), Diclofenac und andere
Fettstoffwechselstörungen	Statine (z. B. Simvastatin, Atorvastatin und andere) Fibrate
Epilepsie	Carbamazepin Pregabalin

Erektion nicht oder ein fast erreichter Orgasmus löste sich «in Luft» auf …

Auch wissenschaftliche Untersuchungen belegen, dass Angst vor einem akuten Herzinfarkt oder vor einem plötzlichen Herztod während des Geschlechtsverkehrs sowie depressive Verstimmungen nach einem kardialen Ereignis die häufigsten psychischen Ursachen für ein unerfülltes Intimleben sind.

Berücksichtigt man weiterhin, dass dem Sexualleben aufgrund von Erziehungsmustern, Erfahrungen und Lernprozessen individuell unterschiedliche Bedeutungen zugemessen werden, wird es vielleicht verständlich, dass Sexualprobleme (nicht nur) nach einer Herzerkrankung zu partnerschaftlichen Konflikten führen können. Der erste Sexualkontakt nach einem kardialen Ereignis, der aufgrund von Erektionsstörung, fehlender sexueller Erregbarkeit oder nicht erreichtem Orgasmus frustrierend verläuft, erzeugt spätestens dann – häufig aber schon vorher – Versagens- und negative Erwartungsängste. Wird zusätzlich Leistungsdruck («beim nächsten Mal muss es aber klappen!») empfunden, dann ist das nächste enttäuschende Erlebnis bereits vorprogrammiert. Sexueller Rückzug vom Partner ist nicht selten die Folge und verursacht weitere, nachhaltige Frustrationen auf beiden Seiten. Ausbleibende Zärtlichkeiten (aus Angst, dass möglicherweise «mehr» gewollt werden könnte),

Partnerschaftskonflikte

Missverständnisse und Sprachlosigkeit entwickeln sich zum ernsthaften Partnerschaftskonflikt, der dann auf alle Bereiche des Zusammenlebens ausstrahlt. Verlustängste gesellen sich zu Versagens- und Herzängsten, und aus dauerhaft gedrückter Stimmung entsteht schließlich eine ernsthafte depressive Störung. Aus diesem Teufelskreis auszubrechen, fällt mit zeitlicher Dauer immer schwerer.

6.6.2 Ist Sex gefährlich bei diagnostizierter Herzerkrankung?

Kein Grund, auf Sex zu verzichten

Die Angst vor einer Überanstrengung beim Sex und einem erneuten Herzinfarkt ist der wichtigste Grund für Patient und Partner, darauf zu verzichten. Aber sind diese Ängste begründet? Laut Aussagen der kardiologischen Fachgesellschaften besteht bei körperlicher Anstrengung, so auch beim Sex, durchaus ein erhöhtes Risiko für ein akutes Herz-Kreislauf-Problem. Dieses ist jedoch minimal und für Herzpatienten im Vergleich zu Gesunden nur wenig höher. Orientiert man sich an den 2012 von der American Heart Association (AHA, US-amerikanische Fachgesellschaft für Herz-Kreislauf-Erkrankungen) veröffentlichten Empfehlungen, die in Zusammenarbeit mit Experten anderer relevanter Fachgesellschaften erarbeitet wurden, so bestehen aus kardiologischer Sicht keine Gründe, von Sex abzuraten, wenn Patienten weitgehend beschwerdefrei sind und ihre Herzerkrankung aus objektiver Sicht stabil und medikamentös gut kontrolliert ist. Diese Empfehlungen beziehen sich auf Patienten mit koronarer Herzkrankheit, mit chronischer Herzinsuffizienz, Herzrhythmusstörungen, Zustand nach Schrittmacher- bzw. ICD-Implantation und Fehlfunktionen der Herzklappen

Ursachen abklären, Belastbarkeit objektivieren

Was bedeutet das für Sie?

- Sie sollten Ihrem Arzt mitteilen, dass Sie sich unsicher sind, ob Sexualverkehr für Sie aufgrund Ihrer Herzerkrankung möglich ist; verschweigen Sie nicht, wenn bisherige Versuche nicht erfolgreich waren.
- Er muss wissen, welche Medikamente Sie einnehmen (also möglicherweise auch jene, die er selber nicht verschrieben hat), ob Sie über herzbezogene Beschwerden klagen und wie intensiv Sie sich beschwerdefrei belasten können.
- Ist Ihre Belastbarkeit aufgrund Ihrer Aussagen objektiv nicht einzuschätzen, wird Ihnen Ihr Kardiologe ein Belastungs-EKG vorschlagen.
- Erreichen Sie weitgehend beschwerdefrei eine Belastung von 3–5 MET (metabolisches Äquivalent, Erklärung siehe u. a.

bei Wikipedia) bzw. 50–125 Watt (bzw. 1,0–1,5 Watt/kg Körpergewicht) ohne objektive Hinweise auf eine belastungsabhängige Funktionsstörung des Herzens, so wird er Ihnen mitteilen, dass aus kardiologischer Sicht keine Bedenken gegen die Aufnahme sexueller Aktivitäten bestehen.

- Auch wenn Ihnen ein ICD/Defibrillator (oder Schrittmacher) implantiert wurde, ist dies kein Grund, auf Sex zu verzichten. Achten Sie jedoch darauf, dass möglichst kein ungewöhnlicher Druck oder Zug auf der Aggregattasche lastet. Und: Im Falle eines ICD-verursachten Stromschlages, der bei stabilen kardialen Verhältnissen höchst unwahrscheinlich ist, besteht für Ihren Partner keine Gefährdung; allenfalls wird er ein Kribbeln verspüren.

- Ihr Arzt wird es mit Ihnen besprechen, wenn Herz- oder Blutgefäßschäden vorliegen, die aus kardiologischer Sicht die Störungen der Sexualfunktion erklären, und er wird Ihnen erklären, ob und wenn welche Maßnahmen möglicherweise helfen könnten.

Nur bei instabilen, diagnostisch nicht geklärten oder symptomatischen Herzerkrankungen wird in den oben genannten offiziellen Empfehlungen zunächst von sexuellen Aktivitäten abgeraten. Ob das auf Sie zutrifft, muss Ihr Hausarzt oder Ihr Kardiologe entscheiden und Sie entsprechend beraten.

> Vorsicht nur bei instabiler Herzerkrankung

6.6.3 Was ist zu tun? Therapeutische Möglichkeiten bei Sexualstörungen und vorhandener Herzerkrankung

Der erste Schritt, Ihr Sexualleben zu normalisieren, muss (wieder einmal) von Ihnen selbst kommen. Er besteht darin, sich Erwartungs- und Versagensängste einzugestehen. Ist Ihnen Sex (eigentlich) wichtig, sollten Sie nicht versuchen, aus Angst vor Versagen oder Folgen darauf zu verzichten; vielleicht hilft es Ihnen kurzfristig, Gedanken an Sex zu verdrängen, Ihr Verlangen zu unterdrücken und Sex zu vermeiden. Langfristig aber verstärken Verdrängung und Vermeidung unterdrückte Ängste, Frustrationen und depressive Gedanken, wodurch Ihre Partnerschaft zusätzlich belastet werden kann. Teilen Sie sich stattdessen mit, suchen Sie das Gespräch mit Ihrem Lebenspartner und scheuen Sie sich nicht davor, Ihre Ängste, Sorgen und Befürchtungen ebenso mitzuteilen wie Ihren Wunsch nach körperlicher Nähe. Wahrscheinlich werden Sie erleben, dass nicht nur Ihnen, sondern auch Ihrem Gegen-

> Sexualstörungen aktiv angehen

über ein «Stein vom Herzen» fallen wird und es Ihnen bereits helfen kann, wenn sie gemeinsam nach Lösungen suchen. Falls das offene Gespräch mit Ihrem Partner nicht ausreicht:

- Lassen Sie zunächst Ihre kardiale Belastbarkeit bestimmen und andere organische Ursachen Ihrer Sexualstörungen ausschließen (▶ Abschn. 6.3.3).

Körperliches Training

- Schließen Sie sich einer Herzsportgruppe an und verbessern Sie Ihre allgemeine körperliche Belastbarkeit durch Ausdauer- und Krafttraining.
- Lernen Sie, gezielt Ihre Beckenmuskulatur zu kräftigen. Je besser diese ausgeprägt ist, desto mehr unterstützen Sie die Funktion Ihrer Geschlechtsorgane und Ihre Orgasmusfähigkeit.
- Bei Harninkontinenz lassen Sie sich von Ihrem Gynäkologen oder Urologen beraten.

Verzicht auf Rauchen und Alkohol

- Verzichten Sie auf Nikotin – wenn nicht die Sorge um Ihr Herz Sie ausreichend motiviert: Vielleicht ist es dann die Sorge um Ihr Sexualleben?
- Verzichten Sie auf Alkohol – vielleicht nicht nur vor möglichem Sex!
- Verabreden Sie mit Ihrem Partner, für einige Zeit nur Zärtlichkeiten auszutauschen. Auch wenn die Reaktionen Ihrer Sexualorgane ein Eindringen ermöglichen würden: verzichten Sie zunächst darauf!
- Wenn Sie spüren, dass Ihnen das Erleben eines Orgasmus (wieder) möglich wäre, sollten Sie zunächst lernen, seine Intensität zu steuern. Was meine ich damit? Während die körperliche Belastung bei Vorspiel und Geschlechtsverkehr wesentlich geringer als häufig befürchtet ist, kann diese in den Sekunden eines Orgasmus sehr stark variieren. Aus objektiver Sicht besteht bei kardial stabilen Verhältnissen auch bei einer kurzfristigen Maximalsteigerung der Belastung kein erhöhtes Risiko eines akuten Herzereignisses, doch treten pektanginöse oder andere Beschwerden auf, so führt das zu erneuter Verunsicherung. Lassen Sie daher den Orgasmus zu Anfang «anfluten», steigern Sie sich nicht hinein, sondern spüren Sie den Kontraktionen Ihrer Beckenmuskulatur ohne zusätzliche Anstrengung nach. Selbstverständlich können Sie das zunächst durch Selbststimulation auch alleine trainieren!

Sich Zeit lassen

- Erzwingen Sie keinen Orgasmus. Insbesondere für viele ältere und körperlich untrainierte Patienten ist die körperliche Anstrengung, einen Orgasmus zu erzielen, deutlich größer als für jüngere, sportlich Aktive. Lassen Sie sich Zeit, beginnen Sie, sich sportlich zu betätigen und genießen Sie zunächst den zärtlichen Austausch mit Ihrem Partner – ohne Orgasmus!

- Sie leben allein und sind im Begriff, eine neue Beziehung einzugehen? Auch wenn es Ihnen besonders schwerfällt und zugegebenermaßen auch nicht ganz unproblematisch ist: Seien Sie ehrlich und sprechen Sie offen über Ihre sexuelle Unsicherheit seit Ihrer Herzerkrankung. Selbstverständlich sollten Sie dieses Thema nicht zum primären Gesprächsthema Ihres ersten Rendezvous wählen! Haben Sie jedoch zu Ihrer neuen Bekanntschaft ein Vertrauensverhältnis aufgebaut und wünschen Sie beide sich körperliche Nähe, so bewahrt Sie das offene Gespräch vor späteren Enttäuschungen und letztendlich vor dem «Teufelskreis» des Versagens.
- Medikamente wie Viagra®, Cialis® oder Evitra® (sog. Phosphodiesterasehemmer) können bei Erektionsstörungen helfen, dürfen aber nicht bei instabiler Herzerkrankung und keineswegs gleichzeitig mit Nitropräparaten eingenommen werden. Gleitcremes verhindern Schmerzen bei fehlender Lubrikation (Scheidenfeuchtigkeit).

Helfen Ihnen meine «guten Ratschläge» nicht, so sollten Sie sich – möglichst gemeinsam mit Ihrem Partner – Rat und Unterstützung bei einem erfahrenen Sexualmediziner oder -therapeuten suchen, der Sie in enger Abstimmung mit dem Hausarzt oder dem Kardiologen betreuen kann.

6.7   Kurz zusammengefasst

Herzerkrankung verarbeitet – was bleibt zurück?   Herzerkrankungen erschrecken, können die Lebensperspektive verändern und müssen seelisch verarbeitet werden. Die meisten Betroffenen schaffen das allein, viele benötigen jedoch Hilfe!

Seelische Störungen
- Verursachen einschneidende Ereignisse wie beispielsweise Herzerkrankungen seelische Störungen, so werden sie als Belastungsstörungen bezeichnet.

Belastungsstörungen
- Unterschieden werden akute Belastungsreaktionen, Anpassungsstörungen und posttraumatische Belastungsstörungen (PTBS).
- Akute Belastungsreaktionen äußern sich meist als ängstlich-depressive Verstimmungen, die jedoch nur Stunden oder wenige Tage nach einem Ereignis andauern.

- Bleiben die beschriebenen Symptome bestehen oder treten sie innerhalb von vier Wochen als Folge eines (Herz-)Ereignisses auf, so spricht man von Anpassungsstörungen. Meist verstärken sich die Beschwerden im zeitlichen Verlauf, erreichen jedoch nicht den Schweregrad einer Depression oder einer Angststörung. Innere Unruhe und Anspannung, geringes Selbstwertgefühl und sozialer Rückzug erhöhen den Leidensdruck.
- Traumatische Erlebnisse hinterlassen nachweisbare Spuren in Gehirnarealen und können noch Jahre später reaktiviert werden, sodass sie als posttraumatische Belastungsstörung in Alpträumen, inneren Bild- oder Filmsequenzen erneut und wirklichkeitsnah durchlebt werden müssen.
- Auslöser sind oft sinnliche Eindrücke (Gerüche, Geräusche, visuelle Eindrücke), die im Zusammenhang mit dem ursprünglichen Ereignis wahrgenommen worden waren. Verzweifelt wird von Betroffenen versucht, Orte und Situationen zu vermeiden, die mit vergleichbaren Wahrnehmungen einhergehen könnten.
- Die PTBS stellt eine erhebliche Einschränkung der Lebensqualität dar, wird mit zunehmender Dauer von Ängsten und Depressionen begleitet und erfordert eine psycho- bzw. traumatherapeutische Behandlung.

Angst- und Panikstörungen

- Angst- und Panikstörungen sind ernsthafte psychische Erkrankungen, die häufig mit Depressionen vergesellschaftet sind; Gründe und Intensität der Angstgefühle können von anderen Menschen kaum nachvollzogen werden.
- Eine psychotherapeutische Betreuung von Angst- und Panikstörungen ist dringend erforderlich, da diese mit einem erheblichen Leidensdruck einhergehen und das private, soziale und berufliche Leben massiv einschränken; eine gleichzeitig bestehende Depression wird vorrangig behandelt.
- Medikamentöse Maßnahmen bei Angst- und Panikstörungen sind bei Herzpatienten immer unter strenger Nutzen/Risiko-Abwägung und bei Gabe von Benzodiazepinen allenfalls kurzfristig indiziert.

Depression

- Depressionen werden nach Schweregrad (leicht, mittel, schwer) und Verlauf (episodenhaft, dauerhaft/dysthym) unterschieden; treten zwischen depressiven Episoden manische auf, so spricht man von einer bipolaren Störung.
- Die individuelle Anfälligkeit, eine Depression zu entwickeln, beruht auf verschiedenen Ursachen, die sich meist ergänzen

und zum einen erblich, psychosozial und umweltbezogen und zum anderen organisch bedingt sind. Was letztendlich zu einer Depression führt, ist unklar.

- Depressionen löschen mit zunehmender Dauer jedes positive Lebensgefühl aus, lassen bei Betroffenen Selbstmordgedanken aufkommen und veranlassen sie bei subjektiv aussichtsloser Perspektive, diese auch umzusetzen.
- Ziel der Behandlung von Depressionen ist es, sie akut zu unterbrechen und erneuten Episoden vorzubeugen.
- Wird eine antidepressive Medikation bei Herzpatienten als notwendig eingeschätzt, so sind potenzielle Neben- sowie Wechselwirkungen mit der bestehenden Herzmedikation zu beachten und zu überwachen und das Nutzen-/Risiko-Verhältnis besonders kritisch gegeneinander abzuwägen.
- Eine psychotherapeutische Begleitung verbessert die Wirksamkeit einer medikamentösen Behandlung bei depressiven Herzpatienten.
- Keine Wirksamkeitsunterschiede bestehen zwischen psychotherapeutischen (Verhaltenstherapie) und medikamentösen Maßnahmen bei leichten bis mittelgradigen Depressionen.
- Bei leichten Depressionen können Herzpatienten auch von einer alleinigen gesprächsorientierten Betreuung durch den Hausarzt profitieren.

Sexualstörungen
- Sexualstörungen sind bei Herzpatienten häufig und entweder organisch oder psychisch bedingt.
- Sex ist bei stabiler Herzerkrankung nicht gefährlich, doch ist es ratsam, seine körperliche Belastbarkeit bestimmen zu lassen.
- Beckenboden- sowie körperliches Ausdauertraining (unter Beachtung der kardialen Belastbarkeit) sind aktive Selbsthilfe-Maßnahmen, welche die Funktionen der Sexualorgane und die Orgasmusfähigkeit verbessern.
- Bei länger anhaltenden Sexualstörungen kann eine psychotherapeutische bzw. sexualmedizinische Betreuung, eventuell als Paartherapie, hilfreich sein.
- Die Einnahme erektionsfördernder Medikamente (Viagra®, Levitra®, Cialis®) bei Herzerkrankungen ist bei instabiler Herzerkrankung sowie bei gleichzeitiger Einnahme von Nitropräparaten kontraindiziert; auch bei stabilen kardialen Verhältnissen ohne Einengungen der Herzkranzgefäße sollten diese Medikamente nur nach ärztlicher Rücksprache eingenommen werden.

Herzerkrankung und seelisches «Tief»: Wer und was hilft?

© Springer-Verlag GmbH Deutschland, ein Teil von Springer Nature 2018
M. Stimpel, *Leben mit Herzerkrankungen*
https://doi.org/10.1007/978-3-662-55990-1_7

Hilfe – aber von wem?

Im vorhergehenden Kapitel wurde beschrieben, wie Sie oder Ihre Angehörigen erkennen können, welche Gefühlszustände nach Diagnose einer Herzerkrankung einer zusätzlichen speziellen Behandlung bedürfen. Verkürzt zusammengefasst, sollten Sie sich immer dann professionelle Hilfe bei der Bewältigung seelischer Probleme suchen, wenn Sorgen, Ängste, Niedergeschlagenheit oder Erinnerungen und Bilder an das Geschehene bleiben und wenn ermutigende und wohlgemeinte Gespräche mit Angehörigen oder Freunden nicht weiterhelfen. Ist eine Psychotherapie immer notwendig, wenn Sie trübe Gedanken nicht loswerden? Nein, das ist ganz gewiss nicht der Fall, und daher soll Ihnen hier nachfolgend erläutert werden, wer und was Ihnen bei welchen Problemen am besten helfen kann.

7.1   Betreuung durch den Hausarzt: Psychosomatische Grundversorgung

Regelmäßige
Gespräche helfen

Bereits an anderen Stellen dieses Buches wurde Ihnen empfohlen, sich nicht nur mit Fragen zu Ihrer körperlichen Erkrankung, sondern auch mit seelischen Nöten an Ihren Hausarzt zu wenden. Viele Allgemeinärzte, hausärztlich tätige Internisten sowie Gynäkologen verfügen mittlerweile über eine Ausbildung in «Psychosomatischer Grundversorgung» und können Sie daher kompetent beraten. Einige Hausärzte bieten mittlerweile auch gesonderte Termine zur Betreuung von Patienten mit seelischen Problemen an. Reichen regelmäßige, stützende Gespräche nicht aus, so wird Ihr Hausarzt Sie an einen psychotherapeutisch tätigen Facharzt oder einen psychologischen Psychotherapeuten überweisen. Für Ihre Herzerkrankung ist Ihr Hausarzt ohnehin der kompetente Ansprechpartner, der sich bei Verdacht auf eine Verschlechterung mit Ihrem Kardiologen in Verbindung setzen, Ihnen notwendige diagnostische Maßnahmen erläutern und Ihre etwaigen Ängste vor möglichen Herzuntersuchungen nehmen wird. Vertrauen Sie sich Ihrem Hausarzt mit allen Sorgen, Ängsten und Stimmungen an: Als «Case Manager» kommt ihm eine wichtige Rolle in der Kommunikation zwischen Ihnen, dem Kardiologen und dem Psychotherapeuten zu.

7.2   Der «richtige» Kardiologe

Gesprächsbereitschaft und
interdisziplinärer Austausch

Fachspezifische Kontrolluntersuchungen und die medikamentöse Einstellung der Herzerkrankung erfolgen üblicherweise durch den

Kardiologen. Der fachliche Aus- und Weiterbildungsstandard der niedergelassenen und klinisch tätigen Kardiologen ist in Deutschland, Österreich und der Schweiz hervorragend, sodass ein Vertrauensvorschuss in die diagnostischen und therapeutischen Fähigkeiten in hohem Maße gerechtfertigt ist. Dennoch bildet sich Vertrauen zum Arzt nicht nur aufgrund seiner Fachexpertise, sondern basiert auch darauf, wie sehr Sie sich als Patient informiert, verstanden und mit Ihren Sorgen, Ängsten und Befürchtungen aufgehoben fühlen. Diese «weichen» Faktoren entscheiden oft darüber, ob notwendige Medikamente ein- und Kontrolluntersuchungen regelmäßig wahrgenommen werden. Sie sind integrativer Bestandteil einer erfolgreichen Vorsorgemedizin.

- Ist Ihr Kardiologe bereit, sich Ihre Fragen anzuhören?
- Fragt er nach, erkundigt er sich nach Ihrem körperlichen *und* seelischen Befinden?
- Erklärt er Ihnen in verständlichen Worten, welche Maßnahmen notwendig, welche Untersuchungsbefunde wie zu deuten sind und wie Sie sich zu verhalten haben, um möglichen Komplikationen oder Verschlechterungen Ihrer Erkrankung vorzubeugen?
- Kann er mit Gefühlsäußerungen «umgehen»?
- Ist er in der Lage, auf Basis der körperlichen Befunde und unter Berücksichtigung Ihres Gemütszustandes einen für Sie gefühlsmäßig und sachlich verständlichen Plan für das weitere Vorgehen zu vermitteln?

> Interesse, Empathie und allgemeinverständliche Kommunikationsfähigkeit

Wenn Sie diese Fragen mit «ja» beantworten können, sind Sie sicherlich in allerbesten Händen, und vielleicht zählt Ihr Arzt ja auch zu den leider noch zu wenigen Kardiologen, die sich im Rahmen der «psychokardiologischen Grundversorgung» weitergebildet haben! Die Realität ist leider so, dass im Routinebetrieb einer kardiologischen Praxis oder Klinik kaum Zeit für ausführliche Gespräche besteht. Zu viele Patienten müssen bei zunehmender Arbeitsverdichtung in immer kürzerer Zeit versorgt werden. Gleichwohl sind Sie nicht zwingend in «schlechten Händen», wenn Sie die obigen Fragen nicht alle mit «ja» beantworten können.

❯ **Vergewissern Sie sich jedoch, dass Ihr Kardiologe zu einem interdisziplinären Austausch mit Ihrem Hausarzt und Ihrem Psychotherapeuten bereit ist. Dazu gehört auch, dass er alle erhobenen Befunde nicht nur schriftlich, sondern bei Bedarf auch mündlich mitteilt und erläutert.**

7.3   Psychologischer oder ärztlicher Psychotherapeut?

Gleiche Kompetenz trotz unterschiedlicher Ausbildungswege

Selbstverständlich gibt es hierfür keine pauschale Antwort, denn sowohl psychologische als auch ärztliche Psychotherapeuten haben eine adäquate Ausbildung genossen und verfügen über eine ausreichende klinische Erfahrung zur verantwortungsvollen Behandlung von Patienten mit psychischen Erkrankungen. Da Sie, lieber Leser, gegenwärtig möglicherweise auf der Suche nach einem Psychotherapeuten sind, sich aber wie die meisten Menschen bislang keine Gedanken über die unterschiedlichen Ausbildungswege psychologischer und ärztlicher Psychotherapeuten gemacht haben, sollen Sie nachfolgend in aller Kürze einige Informationen dazu erhalten.

7.3.1   Psychologische Psychotherapeuten

Die Anerkennung zum psychologischen Psychotherapeuten erfordert ein abgeschlossenes Studium der Psychologie sowie eine sich daran anschließende berufsbegleitende Ausbildung an einem staatlich anerkannten Institut, die etwa 3–5 Jahre dauert und u. a. 1.800 Stunden praktische Tätigkeit beinhaltet. Ein Jahr dieser Zeit muss an einer psychiatrischen, der Rest kann an einer psychosomatischen Klinik abgeleistet werden. Bereits während dieser Zeit arbeiten die angehenden Psychotherapeuten unter Supervision am Patienten, sodass sie nach Abschluss der Ausbildung und Erhalt ihrer Approbation über praktische Erfahrung verfügen.

Medizinische Kenntnisse sind wichtig

Da der Bedarf an psychotherapeutischer Betreuung bei Patienten mit schweren körperlichen Erkrankungen sehr groß ist und zusätzlich medizinische Kenntnisse der Grunderkrankung erfordert, wird bereits seit Jahren für die psychologische Betreuung von Krebspatienten eine psychoonkologische Weiterbildung für (Psycho-)Therapeuten (und Ärzte) angeboten. Im Vergleich dazu sind kardiologisch geschulte Psychotherapeuten deutlich seltener, da entsprechende Weiterbildungsangebote als sog. «psychokardiologische Grundversorgung» nur in wesentlich geringerem Umfang existieren. Sollten Sie sich als Herzpatient für eine Therapie bei einem psychologischen Psychotherapeuten entscheiden, so sollte er über kardiologische Kenntnisse verfügen, sich mit der körperlichen Erkrankung vertraut machen oder zumindest in einem guten, regelmäßigen Austausch mit Ihrem Hausarzt und/oder Ihrem Kardiologen stehen. Nicht erlaubt ist es psychologischen Psychotherapeuten, Medikamente zu verschreiben.

7.3.2 Ärztliche Psychotherapeuten

Ärztliche Psychotherapeuten haben Medizin studiert und sich anschließend ausbilden lassen zum
- Facharzt für Psychiatrie und Psychotherapie,
- Facharzt für Kinder- und Jugendpsychiatrie und Psychotherapie,
- Facharzt für Psychosomatische Medizin und Psychotherapie oder aber zum
- Ärztlichen Psychotherapeuten (Zusatzbezeichnung Psychotherapie) in Ergänzung zu einer anderen Facharzt-bezeichnung.

Unterschiedliche Fach-richtungen ärztlicher Psychotherapeuten

Aufgrund der zur Facharztausbildung notwendigen Tätigkeit an einer Klinik verfügen ärztliche Psychotherapeuten zusätzlich zu ihrer psychotherapeutischen Kompetenz über eine langjährige Erfahrung in der Diagnostik, Differenzialdiagnostik und medika-mentösen Behandlung von teilweise schweren Krankheitsbildern. Im Rahmen einer Psychotherapie sind profunde Kenntnisse und klinische Erfahrungen zu körperlichen Erkrankungen immer dann wichtig, wenn psychische Probleme oder Erkrankungen deren Folge oder vermutete Ursache sind.

7.3.3 Psychotherapie beim Heilpraktiker?

Auch Heilpraktiker dürfen in Deutschland psychotherapeutisch arbeiten. Ob Sie sich einem Heilpraktiker anvertrauen, entschei-den selbstverständlich nur Sie selbst. Bedenken Sie aber, dass dieser Berufsstand über keine den Ärzten und Psychologen vergleichbare staatliche Ausbildung verfügt – weder in der Psychotherapie noch in der körperlich orientierten klinischen Medizin (geschweige denn der Kardiologie).

Psychotherapie ohne kontrollierte, klinische Ausbildung?

7.4 Welche anerkannten Therapieverfahren gibt es?

Von den gesetzlichen Krankenkassen werden die Kosten folgender Therapieverfahren erstattet:
- Psychoanalyse,
- tiefenpsychologisch fundierte bzw. psychodynamische Psy-chotherapie (PT),
- kognitive Verhaltenstherapie (VT),
- EMDR (als Verfahren in der Psychotraumatologie).

Kostenerstattungsfähige Psychotherapieverfahren

7.4.1 Psychoanalyse

Ältestes Verfahren

Vielen Menschen, die sich in ihrem Leben nicht näher mit psychologischen Inhalten oder Fragestellungen beschäftigt haben, kommt im Zusammenhang mit der Psychoanalyse dennoch der Name Sigmund Freud in den Sinn, meist vergesellschaftet mit dem Bild eines liegenden und redenden Patienten in Gegenwart eines hinter ihm sitzenden, überwiegend schweigenden Psychotherapeuten. Für die klassische Psychoanalyse, die von Freud begründet wurde und die im Laufe der Zeit unterschiedliche Modifikationen erlebt hat, entspricht diese Anordnung auch der Realität: Der Therapeut befindet sich außerhalb des Gesichtsfeldes des Patienten, verhält sich neutral und lässt den Patienten frei über Themen, Träume oder spontane Gedanken und Gefühle reden, was in der Fachsprache als «freies Assoziieren» bezeichnet wird.

Neuverarbeitung
frühkindlicher Konflikte

Die Psychoanalyse geht davon aus, dass Ursachen psychischer Störungen in der kindlichen und frühkindlichen Entwicklung liegen und auf gefühlsmäßigen Entbehrungen, ängstigenden oder beschämenden Erfahrungen oder nicht gelösten Konflikten beruhen. Da diese im Erwachsenenalter nicht oder nur schwach in Erinnerung und verstandesmäßig nicht zugänglich sind, versucht der Therapeut über das freie Assoziieren sowie über Traumschilderungen und deren Deutung Zugang zu den unbewussten, emotionalen Problemen zu gewinnen. Werden diese in der Kindheit wahrgenommenen Gefühle in Gegenwart des Analytikers wiederbelebt und auf ihn als neue Bezugsperson «übertragen», so können mit seiner Hilfe verdrängte Konflikte und prägende Erlebnisse mit früheren Bezugspersonen neu verarbeitet werden. Ziel der psychoanalytischen Psychotherapie ist es, dem Patienten zu eigenen Lösungen seiner unbewussten Konflikte zu verhelfen – Lösungen, die seine Lebensgestaltung und Persönlichkeitsentwicklung in Gegenwart und Zukunft positiv beeinflussen. Die Dauer einer Psychoanalyse von etwa 150–300 Stunden mit 2–3 Sitzungen pro Woche spiegelt ihren therapeutischen Stellenwert bei komplexen Störungen wider, deren Ursprung in der individuellen Persönlichkeitsentwicklung vermutet wird.

7.4.2 Tiefenpsychologische (psychodynamische) Psychotherapie

Ursachen auf den
Grund gehen

Tiefenpsychologische Verfahren der Psychotherapie leiten sich von der Psychoanalyse ab und basieren ebenfalls auf der Annahme, dass Unbewusstes Einfluss auf unser Verhalten und Erleben in der

Gegenwart hat und dass dementsprechend in der Kindheit nicht gelöste innere Konflikte oder Traumata Ursache psychischer oder psychosomatischer Störungen sind. Ziel der tiefenpsychologischen Psychotherapie ist es, Lösungen für die akut vorliegende Störung zu erarbeiten und nicht – wie in der Psychoanalyse – eine grundsätzliche Veränderung persönlichkeitsbezogener Verhaltensmuster zu bewirken. Patient und Therapeut sitzen sich gegenüber, und der Beitrag des Therapeuten gestaltet sich wesentlich aktiver als in der Psychoanalyse. Tiefenpsychologische Sitzungen finden üblicherweise 1- bis 2-mal pro Woche statt und sind in ihrer Kostenerstattungsfähigkeit auf 80 Stunden begrenzt.

7.4.3 Kognitive Verhaltenstherapie

Im Unterschied zur Psychoanalyse und zur tiefenpsychologisch fundierten Psychotherapie ist die Wirksamkeit der Verhaltenstherapie durch eine große Zahl klinischer und experimenteller Studien belegt, u. a. auch bei psychischen Störungen als Folge von Herzerkrankungen. Der Ansatz der Verhaltenstherapie basiert auf lerntheoretischen Modellen und weniger auf der Aufarbeitung des Unbewussten. Wurden Verhaltensmuster und Denkweisen (Kognitionen) in der Vergangenheit aufgrund von konfliktbelasteten Erfahrungen erlernt, welche als ursächlich für psychische Probleme im späteren Leben vermutet werden, so können diese im Sinne der Verhaltenstherapie auch wieder verlernt werden. Ganz im Vordergrund der Verhaltenstherapie steht daher, negative Einstellungen und Befürchtungen bewusst zu machen und sie verstandesmäßig überprüfen zu lassen.

Lösungsorientiert

Beispiel
Patient: «Wenn ich mich belaste, rast mein Herz. Wahrscheinlich werde ich bald wieder einen Herzinfarkt erleiden.»
Therapeut: «Was veranlasst Sie, das zu denken? Hat Ihr Kardiologe das so gesagt?»
Patient: «Nein, ...»
Anmerkung: Natürlich hat der Kardiologe ihm das nicht gesagt, denn körperliches Training nach einem Herzinfarkt schützt vor einem neuerlichen Ereignis.

Vermittelt werden neue Erfahrungen, Denk- und Verhaltensansätze, deren praktische Umsetzung zunächst in Rollenspielen geübt und nach und nach in realen Situationen des alltäglichen Lebens erprobt werden.

Aktive Einbeziehung

Ist der Patient im obigen Beispiel bereit, seine Befürchtungen verstandesmäßig neu zu überprüfen, so kann in praktischen Übungen schrittweise vermittelt werden, dass Pulserhöhungen gefahrlos sind. Fühlt er sich schließlich ermutigt, sich ohne übertriebene Ängste einer Herzsportgruppe anzuschließen bzw. sich regelmäßig körperlich zu belasten, wäre das Ziel einer «kognitiven Umstrukturierung» mit neugewonnener Lebensqualität und verbesserter Prognose der Herzerkrankung erreicht.

Vorrangig auf die Lösung aktueller Probleme ausgerichtet

Verhaltenstherapie ist ein psychotherapeutisches Verfahren, das den Patienten aktiv in die Behandlung einbindet, indem es einen kontinuierlichen Beitrag in Form von Einüben und Erproben einfordert. Verhaltenstherapie ist auf das aktuell bestehende Problem fokussiert, das es in pragmatischer Weise zu lösen gilt. Beantragt werden vom Therapeuten üblicherweise 45 Stunden, doch kann er nach erfolgter Probatorik (max. 5 Sitzungen) auch zu dem Ergebnis kommen, dass möglicherweise eine Kurzzeittherapie von 25 Stunden ausreichend ist.

7.4.4 EMDR

Wirksam (nicht nur) bei PTBS

EMDR verbindet sowohl verhaltenstherapeutische als auch psychodynamische Elemente miteinander und wurde bereits als etabliertes Verfahren zur Behandlung der posttraumatischen Belastungsstörung an anderer Stelle beschrieben (▶ Abschn. 6.3.3). Zur Behandlung von Patienten mit begleitender Herzerkrankung liegen aus der Psychokardiologie Einzelfallberichte vor, welche die hohe Effektivität dieses Verfahrens u. a. bei posttraumatischer Belastungsstörung nach ICD-induzierten Schockerlebnissen beschreiben. Die Ausbildung zum EMDR-Therapeuten kann von Ärzten und Psychologen durchlaufen werden, setzt aber in jedem Falle eine abgeschlossene psychotherapeutische Ausbildung voraus.

7.4.5 Weitere Therapieverfahren

Verfahren ohne Kostenerstattung durch die gesetzlichen Krankenkassen

Es existieren weitere Therapieverfahren, die jedoch von den Kostenträgern nicht erstattet werden. Hieraus zu folgern, dass sie unwirksam sind (z. B. Hypnotherapie, Gesprächstherapie, Schematherapie und viele mehr), entspräche nicht den Erfahrungen der meisten psychotherapeutisch tätigen Ärzte und Psychologen. Herzpatienten (und nicht nur diesen) ist jedoch aus mehrfach erwähnten Gründen anzuraten, die genannten Verfahren nur bei psychologischen oder ärztlichen Psychotherapeuten in Anspruch zu nehmen.

7.5 Wie finde ich den «passenden» Psychotherapeuten?

Könnte es sein, lieber Leser, dass Sie sich spätestens jetzt, vielleicht aber auch schon früher beim Lesen dieses Ratgebers gefragt haben, wie Sie den für Sie «passenden» Psychotherapeuten finden? Und welche Art der Therapie die richtige für Sie ist? Lassen Sie mich zunächst auf die letzte Frage eingehen: Eine «ideologische» Trennung zwischen den einzelnen Verfahren – Psychoanalyse, Psychodynamik, Verhaltenstherapie – ist heute eigentlich unüblich und wird in dieser strikten Form von erfahrenen Psychotherapeuten nur noch selten praktiziert. Es besteht also kein Grund, das *Verfahren* eines Psychotherapeuten als erstes Auswahlkriterium zu wählen, zumal der Therapieerfolg in bedeutendem Maße davon abhängt, wie gut Sie sich bei Ihrem Therapeuten und dem von ihm vorgeschlagenen Verfahren aufgehoben fühlen, und ob er oder sie umgekehrt auch mit Ihnen «zurechtkommt».

Adressen und Kontaktdaten von psychotherapeutisch tätigen Psychologen und Ärzten finden Sie über diverse Telefonauskünfte und Internetportale (▶ Serviceteil «Hilfreiche Adressen»). Psychokardiologisch geschulte Psychotherapeuten sind auf dem «Informationsportal Psychokardiologie» gelistet (www.psychokardiologie.org).

Gute Möglichkeiten für einen zeitnahen Therapieplatz bestehen im Übrigen in den meisten psychotherapeutischen Ausbildungsinstituten, in denen Sie von Psychologen oder Fachärzten betreut werden, die zwar noch in der fortgeschrittenen psychotherapeutischen Ausbildung sind, jedoch regelmäßig von erfahrenen Psychotherapeuten supervisiert werden.

Die Antwort auf die zweite Frage, wie Sie den «passenden» Therapeuten finden, ergibt sich aus dem Erstgespräch bzw. den folgenden Vorgesprächen, die als sog. probatorische Sitzungen der eigentlichen Therapie vorangestellt sind und dem gegenseitigen Kennenlernen, der Anamnese, der Diagnostik und der miteinander abgestimmten Zielfindung dienen. Stellen Sie im Verlauf dieser Gespräche fest, dass Sie innerlich nicht davon überzeugt sind, ein vertrauensvolles Verhältnis zu diesem Therapeuten aufbauen zu können, sollten Sie von dem Therapieangebot Abstand nehmen und einen anderen Therapeuten suchen. Dies ist allemal anzuraten, denn die passende zwischenmenschliche «Chemie» ist die

Oft schwierige Suche

Oft schnellere Hilfe bei psychotherapeutischen Ausbildungsinstituten

Auf die «Chemie» kommt es an

wichtigste Voraussetzung für den Therapieerfolg. Umgekehrt seien Sie nicht enttäuscht, wenn der Therapeut seinerseits von einer Behandlung Abstand nehmen möchte und Ihnen einen anderen Kollegen empfiehlt. Üblicherweise wird er Ihnen die Gründe mitteilen.

7.6   Wenn Sie einen Psychotherapieplatz gefunden haben ...

Probatorik

Sie haben eine Psychotherapeutin oder einen Psychotherapeuten gefunden? Der Erstkontakt war so, dass Sie es beide miteinander «versuchen» wollen? Dann werden Sie darüber aufgeklärt worden sein, dass eine übliche Therapiestunde unabhängig von der Gesprächssituation 50 Minuten dauert und nur nach vorheriger Verabredung verlängert werden kann, da der nächste Patient bereits 10 Minuten später terminiert ist. Um Ihre Herzerkrankung einschätzen zu können, sollte der Therapeut Kontakt mit Ihrem Hausarzt oder Kardiologen aufnehmen. Dazu ist es notwendig, dass Sie die Ärzte von der Schweigepflicht entbinden. Psychokardiologisch geschulte Psychotherapeuten werden Sie wahrscheinlich auch nach allen Untersuchungsbefunden fragen, um das körperliche Krankheitsgeschehen und die Therapieempfehlungen besser einschätzen zu können. Psychologische, aber auch ärztliche Psychotherapeuten, die keine körperliche Untersuchung durchführen, benötigen zusätzlich eine Bescheinigung des Hausarztes, dass keine körperliche Erkrankung vorliegt, welche die psychischen Probleme allein erklären könnte (z. B. Funktionsstörungen der Schilddrüse oder der Nebennieren, neurologische Erkrankungen u. a.).

Therapiegrundlagen

Aufgrund der ausführlichen Anamnese verschafft sich der Psychotherapeut ein umfassendes Bild sowohl über Ihre seelischen Probleme als auch über etwaige Beschwerden, die aktuell durch Ihre Herzerkrankung verursacht werden. Diagnostik und Therapieverlauf können zusätzlich durch validierte Fragebögen bzw. Testverfahren unterstützt werden. Sie dienen der Einordnung des Schweregrades der Erkrankung und können dem Therapeuten zusätzliche Informationen liefern, die im persönlichen Gespräch nicht erfasst wurden. Während Testverfahren in der Wissenschaft ein wichtiger Bestandteil klinischer Studien und entsprechend den jeweiligen Fragestellungen zum Effektivitätsnachweis unabdingbar sind, werden sie in vielen nichtwissenschaftlich orientierten Praxen und Ambulanzen nicht routinemäßig eingesetzt, obwohl sie Veränderungen im Verlauf der Therapie messbar machen und sich daher zur Erfolgskontrolle eignen.

Die eigentliche Therapie kann erst beginnen, wenn Ihr Thera- Kostenerstattung
peut von den gesetzlichen Kassen eine Zusage über die Kostenerstattung erhalten hat. Dazu muss er einen Antrag schreiben, der
Auskunft gibt über die Diagnose, das geplante psychotherapeutische Verfahren mit Angabe der vorgesehenen Interventionen und
über die Zielsetzungen. Die Beurteilung erfolgt anonymisiert
durch einen neutralen Gutachter, der aufgrund des Berichtes der
Krankenkasse empfiehlt oder abrät, die Kosten für die Therapie zu
übernehmen. Bei privaten Kostenträgern müssen Sie sich selbst
über die Kostenerstattung informieren, da die psychotherapeutische Leistung Ihnen direkt in Rechnung gestellt wird.

7.7 Wichtige Voraussetzungen für eine erfolgreiche Therapie

Stimmt die Chemie zwischen Ihnen und Ihrem Therapeuten, Das sollten Sie wissen
haben Sie den Eindruck gewonnen, dass er oder sie fachlich und
menschlich kompetent ist, so gibt es dennoch einige weitere
Voraussetzungen, die für den Erfolg Ihrer psychotherapeutischen
Behandlung von grundlegender Bedeutung sind:

- Psychotherapie ist nur sinnvoll, wenn Sie einen Leidensdruck
  verspüren, der so groß ist, dass Sie selber diese Hilfe wollen.
  Es reicht nicht aus, wenn Ihnen andere Menschen dazu raten
  oder versuchen, Sie dazu zu überreden.
- Der Erfolg einer Psychotherapie stellt sich nicht «irgendwie»
  durch passives Verhalten des Patienten ein, sondern erfordert
  vielmehr aktives Engagement; in der Verhaltenstherapie sind
  beispielsweise Rollenspiele, Üben im Alltag, Erledigen von
  «Hausaufgaben» wichtige und elementare Bestandteile der
  Therapie.
- Haben Sie sich auf die Therapie eingelassen, so müssen Sie
  davon ausgehen, dass es auch «unbequem» und anstrengend
  werden kann; Psychotherapie bedeutet nicht nur für den
  Therapeuten, sondern auch für Sie Arbeit und Auseinandersetzung mit unangenehmen Themen.
- Seien Sie nicht irritiert, wenn Ihnen zur Dokumentation
  Video- oder Tonbandaufnahmen der Therapiestunde vorgeschlagen werden; sie ermöglichen zum einen, Teile einer
  Therapiestunde nochmals mit Ihnen durchzugehen; zum
  anderen sind sie eine wertvolle Hilfe in der Supervision,
  welche die meisten Therapeuten regelmäßig bei anderen,
  erfahrenen Kollegen wahrnehmen und die zudem einer
  neutralen Qualitätskontrolle Ihrer Therapie entspricht.

- Termine sind einzuhalten und nur aus wichtigen Gründen mindestens 24–48 Stunden vor dem Termin abzusagen.
- Vor Beginn der Therapie schließen Sie mit dem Therapeuten einen Behandlungsvertrag ab, dessen Inhalte Sie gemeinsam besprechen.
- Die Schweigepflicht des Therapeuten gilt gegenüber allen anderen Personen, einschließlich Kollegen, Ärzten und Privatpersonen. Nur Sie können ihn davon entbinden!

7.8 Stationäre Psychotherapie für Herzpatienten

Psychokardiologie an Reha- und Akutkliniken

Die bisherigen Ausführungen dieses Kapitels bezogen sich überwiegend auf die ambulante Versorgung von Herzpatienten mit seelischen Problemen und Erkrankungen. Stationäre Aufenthalte, die eine psychokardiologische (Mit-)Behandlung anbieten, sind in Deutschland möglich in

- Rehabilitationskliniken und
- (mehrheitlich) universitären Einrichtungen.

Kardiologische Reha: wenige Psychotherapeuten für viele Patienten

Nach Akutversorgung eines kardialen Ereignisses erfolgt die Aufnahme in eine Rehabilitationsklinik nach den Vorgaben der Deutschen Rentenversicherung als sog. Anschlussheilbehandlung (z. B. nach Herzinfarkt, Zustand nach Herzoperationen, Herzrhythmusstörungen, Herzmuskelerkrankungen, entzündlichen Herzerkrankungen). Davon unabhängig können Rehabilitationsmaßnahmen bzw. Heilverfahren auch bei chronischen Erkrankungen des Herz-Kreislauf-Systems vom jeweils behandelnden Haus- oder Facharzt beantragt und vom zuständigen Kostenträger (Renten- oder Krankenversicherung) im Voraus genehmigt werden. Die psychokardiologische Betreuung, die in allen kardiologischen Reha-Kliniken mittlerweile als verpflichtend vorgegeben ist, leidet jedoch unter geringen personellen Ressourcen und zeitlichen Einschränkungen. Herzpatienten mit ernsthaften psychischen Erkrankungen vermag sie daher allenfalls für psychosoziale und körperliche Zusammenhänge zu sensibilisieren, ihnen Selbsthilfemaßnahmen wie Entspannungsübungen und körperliche Aktivität zu vermitteln sowie sie zu motivieren und zu ermutigen, sich im Anschluss an die Reha um einen ambulanten Therapieplatz zu kümmern.

Psychosomatische Reha: fehlende (psycho-) kardiologische Expertise

Kardial stabile Patienten mit bereits vor der Herzerkrankung bestehenden bzw. vorrangig psychischen Problemen könnten daher möglicherweise mehr von einem Aufenthalt in einer psychosomatischen Rehabilitationsklinik profitieren, dessen genehmigungsfähige Aufenthaltsdauer länger (4–6 Wochen) und indikationsbezogen deutlich intensiver ist. Eine psychotherapeutische Betreuung durch psychokardiologisch geschulte Therapeuten wird in diesen Kliniken jedoch nur selten möglich sein.

Psychokardiologische Schwerpunktstationen, die in Kooperation von Psychosomatikern und Kardiologen geführt werden, existieren an einigen Universitätskliniken. Wegweisend ist hier die psychokardiologische Schwerpunktstation am Herzzentrum der Universitätsklinik Göttingen zu nennen, die aufgrund der strukturellen Gegebenheiten in der Lage ist, auch schwerkranke Herzpatienten interdisziplinär – d. h. kardiologisch und psychotherapeutisch – zu versorgen. Eine psychokardiologische Mitbetreuung ist auch in anderen kardiologischen Akutkliniken, insbesondere den Universitätskliniken, möglich, wobei die zur Verfügung stehenden Ressourcen und die routinemäßige Integration in die Patientenbehandlung stark variieren.

Psychokardiologische Akutversorgung nur eingeschränkt möglich

7.9 Medikamentöse Therapie bei Herzpatienten mit psychischer Begleiterkrankung

Die Problematik der medikamentösen Behandlung psychischer Erkrankungen bei gleichzeitig bestehender therapiebedürftiger Herzerkrankung wurde bereits in den jeweiligen störungsspezifischen Kapiteln beschrieben, aufgrund ihrer bedeutenden Tragweite soll sie hier jedoch nochmals zusammenfassend erläutert werden.

Insbesondere bei schweren Depressionen sowie bei Angst- und Panikstörungen ist eine medikamentöse Therapie häufig indiziert, erfordert aber bei Herzpatienten mit notwendiger Begleitmedikation eine besondere Abwägung von Risiko und Nutzen und eine zuverlässige Abstimmung zwischen den jeweils zuständigen Fachärzten. Leider existieren bislang nur wenige kontrollierte Studien, die insbesondere die Langzeitsicherheit einer entsprechenden Therapie mit Psychopharmaka bei gleichzeitig bestehender Herzmedikation untersucht haben. Zu beachten sind bei den Antidepressiva substanzabhängige Wechselwirkungen mit der kardialen Basismedikation, die Gefahr lebensbedrohlicher Herzrhythmusstörungen sowie weiterer Nebenwirkungen wie Gewichtszunahme oder Sexualstörungen; insbesondere Letztere können die psychotherapeutische Behandlung tendenziell eher komplizieren. Die Wahl eines Antidepressivums ist daher sorgsam zu treffen, mit dem Patienten eingehend zu besprechen und regelmäßig kardiologisch zu überwachen.

Vorsicht bei medikamentöser Therapie

Eine medikamentöse Therapie von Angst- und Panikstörungen kann mit Benzodiazepinen (Diazepam, Lorazepam) erfolgen, jedoch möglichst nur kurzzeitig bei extremer Angst oder zur Unterbrechung einer Panikattacke. Bei längerer Anwendung sind zahlreiche Nebenwirkungen zu beachten, vor allem die Gefahr einer sog. Benzodiazepin-Abhängigkeit.

Keine medikamentöse Selbsttherapie

Ausdrücklich zu warnen ist davor, dass Psychopharmaka eingenommen werden, ohne dies mit dem Hausarzt oder dem Kardiologen abzustimmen. Nicht selten greifen Patienten zu «Naturheilmitteln», die entweder nicht verschreibungspflichtig oder ihnen von unkundigen Ärzten, Heilern oder Heilpraktikern verschrieben oder empfohlen wurden. Bereits in ▶ Abschn. 6.5.5 wurde insbesondere auf die vielfältigen Arzneimittelwechselwirkungen von Johanneskrautpräparaten hingewiesen, die u. a. die Wirksamkeit und Sicherheit vieler Herz-Kreislauf-Medikamente stark beeinflussen können. Zu Unrecht werden pflanzliche Medikamente als «harmlos», «natürlich» oder «leicht» dargestellt und folglich «großzügig» verschrieben bzw. eigenmächtig eingenommen.

7.10   Kurz zusammengefasst

━ Wichtigste Stütze der medizinischen Versorgung sind die Hausärzte. Sie helfen nicht nur bei körperlichen, sondern häufig auch bei seelischen Problemen. Viele verfügen mittlerweile über eine Weiterbildung in «psychosomatischer Grundversorgung».

━ Ihr Hausarzt wird entscheiden, ob er Sie mit Ihren seelischen Problemen selber betreuen kann oder ob er sie an einen Psychotherapeuten überweisen muss.

━ Psychotherapeuten haben einen psychologischen (psychologische Psychotherapeuten) oder einen fachärztlichen Ausbildungshintergrund (ärztliche Psychotherapeuten).

━ Da Ihre seelische Störung im Zusammenhang mit Ihrer Herzerkrankung aufgetreten ist, sollte Ihr Psychotherapeut über kardiologische Grundkenntnisse verfügen, um Risiken und Schwere Ihrer kardialen Erkrankung einschätzen und mit Ihrem Hausarzt oder Kardiologen angemessen kommunizieren zu können.

━ Menschliche und fachliche Kompetenz des Therapeuten, eine auf Gegenseitigkeit beruhende, vertrauensvolle Therapeut-Patient-Beziehung sowie Ihr eigenes, aktives Engagement entscheiden mehr über den Erfolg einer Psychotherapie als das gewählte Verfahren (Psychoanalyse, Tiefenpsychologie, Verhaltenstherapie).

- Medikamente zur Behandlung einer psychischen Störung bei Herzpatienten können in Abhängigkeit vom Schwerebild indiziert sein, erfordern jedoch eine Berücksichtigung der Herz-Kreislauf-Medikation, der kardialen Grunderkrankung und eine engmaschige kardiologische Überwachung, insbesondere beim Einsatz vor Antidepressiva.
- Zu warnen ist ausdrücklich vor der eigenmächtigen Einnahme von «Beruhigungsmitteln», Schlafmitteln und vermeintlich harmlosen Medikamenten auf pflanzlicher bzw. «natürlicher» Basis (z. B. Johanneskrautpräparate).

Umgang mit Herzpatienten: Herausforderung für Partnerschaft und Familie

© Springer-Verlag GmbH Deutschland, ein Teil von Springer Nature 2018
M. Stimpel, *Leben mit Herzerkrankungen*
https://doi.org/10.1007/978-3-662-55990-1_8

Risiko und Chance für
die Partnerschaft

In ▸ Abschn. 5.3.1 wurde auf die Bedeutung des sozialen Umfeldes für die Bewältigung seelischer Probleme von Herzpatienten hingewiesen und erwähnt, dass insbesondere Patienten nach einem Herzinfarkt in einer stabilen Partnerschaft eine deutlich bessere Prognose haben als Alleinstehende. Dabei ist jedoch nicht davon auszugehen, dass jede partnerschaftliche Lebensgemeinschaft förderlich für die Krankheitsbewältigung ist; eine Partnerschaft kann auch kontraproduktiv sein. War jedoch das partnerschaftliche Verhältnis vor der Herzerkrankung gut, ist man sich auch nach Jahren des Zusammenseins noch mit Liebe, Verständnis und Respekt begegnet und hat man bereits andere Lebenskrisen gemeinsam bewältigt, so ist die Wahrscheinlichkeit groß, dass die Partnerschaft in wesentlichem Maße zur Stabilisierung des psychosozialen Befindens des Herzpatienten beiträgt.

Wann paartherapeutischer
Rat hilfreich sein kann

Dagegen ist davon auszugehen, dass schwelende oder offen ausgetragene Partnerschaftskonflikte sowie ängstliche oder depressive Persönlichkeitsstrukturen des Lebenspartners ungünstige Voraussetzungen sind, das erschütterte Selbstwertgefühl eines Herzpatienten aufzufangen. Es ist nicht Ziel dieses Ratgebers, Lösungen für Eheprobleme anzubieten. Es ist jedoch ratsam, frühzeitig zu erkennen, ob die Herzerkrankung für beide Ehepartner Basis eines Neuanfangs in einer vielleicht nicht mehr so intensiv empfundenen Partnerschaft sein kann oder ob sie «das Fass zum Überlaufen» bringt, indem sie die persönliche Belastbarkeit beider Partner überfordert. Nicht nur die Folgen der Herzerkrankung, sondern auch die partnerschaftlichen Konflikte müssen dann bewältigt werden! Möglicherweise ist ein beratendes Gespräch bei einem erfahrenen Paartherapeuten hilfreich, bevor allzu schnell weitreichende Entscheidungen getroffen werden.

8.1   Was Sie als Lebenspartner richtig oder falsch machen können

Verständnis zeigen,
sich informieren

Gehen wir davon aus, dass Ihre Beziehung über viele Jahre stabil war und dass – von «üblichen» Streitereien abgesehen – keine grundsätzlichen Probleme das partnerschaftliche Zusammenleben belastet haben. Wünschenswertes Ziel ist es, als gesunder Lebenspartner dem Patienten in der Bewältigung seiner schweren Lebenskrise konstruktiv zu unterstützen. Was aber bedeutet das für Sie als Lebenspartner im alltäglichen Leben, mit welchen Herausforderungen müssen Sie dabei rechnen, wie können Sie helfen und welche Verhaltensweisen sollten Sie besser vermeiden?

Die Erfahrung der körperlichen Verletzlichkeit, das Bewusstsein, keine Kontrolle über seinen Körper zu haben sowie das Gefühl lebenslanger Abhängigkeit von ärztlichen Maßnahmen gehen bei vielen Herzpatienten mit einem Verlust des Selbstwertgefühls einher, welches zusätzlich verstärkt wird durch bleibende körperliche Leistungseinbußen oder gar die Unfähigkeit, den Beruf weiter auszuüben. Nachvollziehbare seelische Reaktionen wie Angst, Sorge und Niedergeschlagenheit werden wohl die meisten Patienten nach diagnostizierter Herzerkrankung begleiten und Gefühlsausbrüche, die Verzweiflung, Wut, Aggression und Hadern mit dem Schicksal widerspiegeln, belasten auch einen psychisch stabilen Lebenspartner. Ich weiß, dass das nicht einfach ist und die Grundlagen der Lebensgemeinschaft infrage stellen kann. Man möchte dem Lebenspartner helfen, die schwere Zeit und das seelische Tief zu bewältigen und ein Abgleiten in einen dauerhaften Zustand von Angst und depressiven Gedanken verhindern. Man möchte motivieren, sich den neuen Gegebenheiten der Herzerkrankung anzupassen, weiß aber nicht wie … Vielleicht sind einige grundsätzliche Überlegungen zum Umgang mit dem Erkrankten und seiner Erkrankung hilfreich:

Helfen – aber wie?

- Informieren Sie sich über die Erkrankung Ihres Lebenspartners und die zu erwartenden Konsequenzen, am besten in einem gemeinsamen Gespräch mit dem Hausarzt oder dem Kardiologen. So haben Sie den gleichen Wissensstand! Vermeiden Sie, sich ausschließlich über das Internet «schlau» zu machen oder andere Informationsquellen zu Rate zu ziehen. Der Hausarzt (oder der behandelnde Kardiologe) Ihres Lebenspartners sollte auch Ihre wichtigste und möglichst einzige Informationsquelle für medizinische Fragen sein und im weiteren Verlauf bleiben!

Über die Herzerkrankung des Partners informieren

- Sprechen Sie Ihren Lebenspartner an auf seine Erkrankung, seine Gefühle und seine Gedanken – auch oder gerade, wenn er das Gespräch nicht von sich aus sucht. Schweigen deutet auf Scham und Verdrängungstendenzen hin, die nicht nur für die Erkrankung, sondern auch für Ihr Zusammenleben prognostisch ungünstige Voraussetzungen sind.

Das Gespräch mit dem Partner suchen, aber nicht erzwingen

- Ist Ihr Lebenspartner (zunächst) nicht bereit zu sprechen, zeigen Sie Verständnis, Mitgefühl und die Bereitschaft, jederzeit ansprechbar zu sein. Je mehr Sie ihm oder ihr das Gefühl geben, dass die Erkrankung Ihr gemeinsames Problem ist, Sie aber zuversichtlich sind, dieses auch gemeinsam bewältigen zu können, desto höher ist die Wahrscheinlichkeit, dass sich Ihr Partner Ihnen gegenüber auch «öffnet». Aber «zwingen» Sie ihn nicht …

Unbelastete Gesprächs-
themen einfließen lassen

- Ihr Lebenspartner spricht mit Ihnen über seine Herzerkrankung, seine Sorgen und Ängste? Das ist gut, doch sollte es nicht für alle Zeiten das einzige Gesprächsthema bleiben. Bemühen Sie sich auch um andere Themen wie zukünftige Reisen, Kino- oder Theaterbesuche, gemeinsame Hobbys usw.

Nicht über-, aber auch
nicht unterfordern

- Überfordern Sie Ihren Lebenspartner körperlich nicht: Nehmen Sie Rücksicht auf ihn, insbesondere dann, wenn er selber die Erkrankung bzw. deren Folgen verleugnet und vorgibt, als wäre nichts geschehen. Sie können nicht erwarten, dass nach diagnostizierter Herzerkrankung alles so bleibt, wie es vorher einmal gewesen ist. Je nach Leistungseinbuße und zeitlichem Abstand zu einem Akutereignis bestehen körperliche Einschränkungen der Leistungsfähigkeit und seelische Bedürfnisse, die zu berücksichtigen sind.

- Aber: Vermeiden Sie übertriebene Fürsorge, indem Sie Ihren Partner zu Schonung auffordern, ihm alle körperlichen Arbeiten abnehmen, ihn von üblichen Belastungen des Alltags befreien und ihn vor sozialen Verpflichtungen schützen. Sie verhindern dadurch körperliche und soziale Erfolgserlebnisse, die das Vertrauen in sein Herz und sein Leistungsvermögen sowie in seine Sozialkompetenz fördern, und verstärken bei Ihrem Partner so das Gefühl, unnütz, vereinsamt und wertlos zu sein. Als Folge verringert sich das Selbstwertgefühl weiter.

Sekundärem Krankheits-
gewinn vorbeugen

- Oder aber Ihr Partner gewöhnt sich daran, von Ihnen versorgt und geschont zu werden. Sehr bald werden Sie dann zum Sklaven eines Herzpatienten werden, der Sie auch nach seiner Genesung für alles «springen» lässt, was an unangenehmen Aufgaben zu erledigen ist. Man nennt das einen «sekundären Krankheitsgewinn».

Lebensstilveränderungen
aktiv unterstützen

- Seien Sie von Anfang an Motivator und ermuntern Sie ihn oder sie zu körperlichen (gegebenenfalls nach gemeinsamer Absprache mit dem Hausarzt) und sozialen Aktivitäten!

- Unterstützen Sie Ihren Lebenspartner in notwendigen Lebensstilveränderungen und motivieren Sie ihn, sich an die therapeutischen Anweisungen des Arztes zu halten. Geben Sie ihm aber nicht das Gefühl, ihn zu «überwachen» oder zu kontrollieren, da dies möglicherweise «Trotzreaktionen» und Rückzugsverhalten provoziert. Lassen Sie Ihren Partner nicht allein mit Lebensstilveränderungen, sondern machen Sie diese zu Ihrem gemeinsamen Ziel. Auch Sie profitieren davon!

Keine Schuldzuweisungen!

- Vermeiden Sie Schuldzuweisungen wie «Du bist selber schuld an Deiner Herzerkrankung, hättest Du nur aufgehört zu rauchen». Das mag für Sie vielleicht kurzfristig erleichternd sein, weil Sie womöglich selber das Gefühl verspüren, den Partner vor dem Herzereignis nicht nachhaltig genug zum Aufhören gedrängt zu haben. Ihm nutzen derartige Schuldzuweisungen für eine erfolgreiche Krankheitsbewältigung aber nichts, da sie Ängste, Schuldgefühle und depressive Verstimmungen nur verstärken.

- Wenn Sie Ihr bisheriges Sexualleben als befriedigend erlebt haben, so scheuen Sie sich trotz der Herzerkrankung Ihres Partners grundsätzlich auch nicht davor, dieses Thema anzusprechen und schweigen Sie es keinesfalls tot. Achten Sie aber darauf, den Partner nicht unter Druck zu setzen oder mit Forderungen zu konfrontieren, die er aufgrund seines seelischen und körperlichen Zustandes nicht erfüllen kann. Unsicherheiten in die körperliche Leistungsfähigkeit und/oder Versagensängste, die nach einem Herzereignis bei den meisten bestehen, würden verstärkt werden und nicht nur das Sexualleben belasten, sondern könnten auch das Vertrauen auf anderen Ebenen der Beziehung erschüttern (▸ Abschn. 6.6).

Sex ansprechen, aber sensibel

❯ **Seelische Störungen, die das Schicksal einer schweren körperlichen Erkrankung zusätzlich belasten, können betroffene Menschen so sehr verzweifeln lassen, dass ihnen das Leben nicht mehr lebenswert erscheint und sie Selbstmordgedanken nachgehen oder aber bereits konkrete Pläne haben, ihrem Leben ein Ende zu setzen.**

Selbstmordgedanken erkennen und ansprechen

Sie sollten immer dann an diese schlimmste aller seelischen Notlagen denken, wenn Sie bei Ihrem Lebenspartner oder Angehörigen folgende Anzeichen wahrnehmen:

Vielfältige Anzeichen

- Äußerungen oder indirekte Andeutungen über Selbstmord,
- plötzlich auftretende Gleichgültigkeit gegenüber Familie, sozialen Kontakten oder alltäglichen Geschehnissen,
- Vernachlässigung therapeutischer Notwendigkeiten, selbstzerstörerisches Handeln,
- zunehmender Alkohol-, Drogen- und Nikotinkonsum,
- plötzliches, übertriebenes Wegwerfen oder Verschenken,
- plötzliche Nachlassregelungen bzw. testamentarische Verfügungen.

Sprechen Sie Ihren Lebenspartner (oder Angehörigen) darauf an, wenn Sie befürchten, dass er sich mit suizidalen Gedanken beschäftigt. Bieten Sie Ihre Hilfe an, zeigen Sie ihm, wie wichtig er für Sie, die Familie und Freunde ist, versuchen Sie, Hoffnung auf Besserung zu vermitteln – aber legen Sie ihm auch nahe, rechtzeitig

Ansprechen, Hilfe anbieten

professionelle Hilfe in Anspruch zu nehmen. Diese kann und muss auch notfallmäßig angefordert werden!

Als Lebenspartner eines Herzpatienten tragen Sie eine große Verantwortung für eine erfolgreiche Krankheitsbewältigung und damit auch für die Prognose der Erkrankung. Dass diese Funktion auch Sie überfordern kann, ist leicht verständlich.

8.2   Psychosoziale Belastungen für den Lebenspartner

Eigene Grenzen erkennen

Nicht nur der Patient, sondern auch der Partner ist von den Folgen einer Herzerkrankung betroffen: Verlustängste, Sorgen um die Zukunft, Unsicherheiten im Umgang mit dem Partner und Übernahme von Rollen in der Partnerschaft, die zuvor von dem anderen wahrgenommen wurden, sind eine Herausforderung, die das seelische Gleichgewicht auch des Gesunden ins Wanken bringen können.

Mehrbelastung, Sorgen und Zukunftsängste belasten auch den Lebenspartner

Für Frauen, die noch in einer Beziehung leben, in der der Mann Hauptverdiener ist, wirft seine Erkrankung zusätzlich existenzielle Fragen auf. Der umgekehrte Fall ist (heutzutage noch) seltener, er wird in seinen Konsequenzen natürlich kaum anders empfunden werden. Erleidet in einer solchen Beziehung die Frau eine Herzerkrankung, so müssen vom Mann Aufgaben übernommen werden, die seine berufliche Tätigkeit belasten und am Arbeitsplatz zu Konflikten führen können. Letzteres gilt natürlich auch für Doppelverdiener, bei denen einer der Beiden erkrankt ist. Vor diesem Hintergrund ist es nicht leicht, die im ▶ Abschn. 8.1 beschriebenen Empfehlungen im alltäglichen Umgang mit dem erkrankten Lebenspartner umzusetzen. Nicht von jedem Menschen ist so viel psychische und physische Stabilität, so viel Frustrationstoleranz und zeitliche Flexibilität zu erwarten, um in allen Phasen der Erkrankung des Partners ein verfügbarer und belastbarer Ansprechpartner für ihn zu sein, der außerdem in der Lage ist, Ängste und depressive Verstimmungen aufzufangen, positive Gefühle und Gedanken zu vermitteln und dabei nicht selten zusätzliche Abwehrmechanismen ertragen zu müssen. Entsprechend ist es nicht verwunderlich, dass auch der Partner eines Herzpatienten seelische Störungen entwickeln kann. So ist bekannt, dass nach schwerwiegenden Eingriffen wie Herztransplantationen oder Bypassoperationen auch bei Lebenspartnern Angststörungen und Depressionen beobachtet werden, die durch Sorge, Mitgefühl, Verlust- und Zukunftsängste getriggert werden und professioneller Unterstützung bedürfen.

Als Angehöriger eines Herzpatienten achten Sie daher darauf, dass auch Sie seelische Entlastung finden:

- nehmen Sie eigene Zeit für sich in Anspruch,
- versuchen Sie, sich Freiräume für liebgewonnene Tätigkeiten zu bewahren (Sport, Lesen, Hobbies; s. auch ► Kap. 5),
- wenn Sorgen und Gedanken Sie quälen, suchen Sie das Gespräch mit vertrauten Menschen oder auch dem Hausarzt, und
- wenn Sie selber spüren, dass depressive Stimmung, Freudlosigkeit, Sorgen und Ängste Ihr Lebensgefühl zunehmend beeinflussen, sollten auch Sie sich um professionelle psychotherapeutische Hilfe bemühen.

Selbstfürsorge

8.3 Herzpatient und Familie

Die Herzerkrankung eines Elternteils geht auch für Kinder mit Erfahrungen einher, die ihnen vielleicht erstmals im Leben die Verletzlichkeit und emotionale Betroffenheit der Eltern bewusst machen, die Endlichkeit des Lebens vor Augen führen und Verlustängste auslösen. Veränderte Rollen der Eltern bei längerer oder dauerhafter Arbeitsunfähigkeit bedingen grundlegend veränderte Abläufe im alltäglichen Leben und können zu Konflikten führen, weil bestimmte Bedürfnisse der Kinder nicht mehr erfüllt werden können. Konnte zuvor die Mutter den Haushalt versorgen, das Essen zubereiten, bei Fragen zu Hausaufgaben und zu Ratschlägen bei Sorgen und Problemen zur Verfügung stehen, so fällt sie in dieser Funktion aus, da sie bei Arbeitsunfähigkeit des Mannes durch berufliche Mehrarbeit versucht, den drohenden Verlust des Lebensstandards abzuwenden. Ist sie aufgrund seiner körperlichen und/ oder seelischen Erkrankung nicht in der Lage, die häuslichen Aufgaben zu übernehmen, so klafft eine Lücke in der fürsorglichen Betreuung der Kinder. In Abhängigkeit vom Alter können Kinder diese Situation kaum verstehen, und es besteht die Gefahr, dass sie den Vater zunehmend als Belastung empfinden, sich zurückziehen und ihn durch ihr Verhalten abwerten. Zusätzliche familiäre Probleme entstehen, wenn Frustration, Verzweiflung und zerstörtes Selbstwertgefühl nach einer Herzerkrankung durch Alkohol-, Nikotin oder Drogenkonsum kompensiert werden. Desaströs für die Familienstruktur wirken sich Folgen einer schweren Erkrankung aus, wenn nicht nur der betroffene, sondern auch der andere Lebenspartner der Realität durch Suchtverhalten zu entfliehen sucht.

Herzerkrankungen eines Elternteils können eine Bedrohung für die gesamte Familie sein, und es ist die schwierige Aufgabe des

Familie einbeziehen, frühzeitig Hilfe suchen

nichtbetroffenen Lebenspartners, nicht nur die Krankheitsbewältigung des Partners zu unterstützen, sondern auch bei veränderter Rollenverteilung für geregelte innerfamiliäre Abläufe zu sorgen und bei den Kindern für Verständnis, Nachsicht und Mithilfe zu werben. Es ist klar, dass auch die «stärksten Schultern» nicht «alles» ertragen können. Vielleicht ist es sinnvoll, sich frühzeitig an Familien- und Beziehungsberatungen zu wenden, bevor das eigene Seelengerüst zusammenbricht.

8.4   Kurz zusammengefasst

- Herzerkrankung und seelische Nöte belasten die Lebensgemeinschaft und bedeuten auch für den nichtbetroffenen Partner eine psychische und menschliche Herausforderung
- Als Nichtbetroffener können Sie viel zur seelischen Stabilisierung, Krankheitsbewältigung und körperlichen Gesundung Ihres Lebenspartners beitragen; es gibt jedoch auch «Fallstricke» im alltäglichen Miteinander, die weder einer erfolgreichen Krankheitsbewältigung noch Ihrer Beziehung dienlich sind.
- Herzerkrankung gepaart mit Verzweiflung, Hoffnungslosigkeit und gefühlter Ausweglosigkeit kann Selbstmordgedanken aufkommen lassen, die es für Lebenspartner oder Angehörige frühzeitig zu erkennen gilt.
- Herzerkrankung und seelisches Tief des einen bedeutet für den anderen, gesunden Lebenspartner, vorübergehend die Rolle des «Family Managers» zu übernehmen, um familiäre Strukturen und Abläufe, den Lebensstandard und eine angemessene Betreuung der Kinder zu erhalten.
- Auch Lebenspartner von Herzpatienten können an die Grenzen ihrer seelischen und körperlichen Belastung geraten. Zunehmende Ängste, Sorgen, Schlaf- und Kraftlosigkeit, Frustrationserlebnisse im Zusammenleben, Niedergeschlagenheit oder Depressionen sollten dann auch sie veranlassen, sich professionelle Hilfe zu suchen.

Schlussbemerkung

© Springer-Verlag GmbH Deutschland, ein Teil von Springer Nature 2018
M. Stimpel, *Leben mit Herzerkrankungen*
https://doi.org/10.1007/978-3-662-55990-1_9

Liebe Leserin, lieber Leser,

Herzerkrankungen hinterlassen immer Spuren im Seelenleben, bei vielen betroffenen Menschen auch tiefere. Dies zu vermitteln und Sie als Herzpatient zu ermutigen, sich belastende Gefühle einzugestehen und sie nicht zu verdrängen, sondern sie unter Einbeziehung Ihres sozialen Umfeldes oder, falls nötig, – mit professioneller Hilfe erfolgreich zu verarbeiten – das war meine Motivation, dieses Buch zu schreiben. Das Leben mit Herzerkrankungen kann trotz mancher Einschränkungen wieder lebenswert werden, setzt aber stets eigenes, aktives Engagement und Veränderungsbereitschaft voraus! Vertrauen Sie dabei Ihren gesunden Kräften, die Sie auch in schweren Zeiten nicht verlassen, sondern nur darauf warten, mobilisiert zu werden! Patienten und ihren Angehörigen wünsche ich von Herzen alles Gute: Möge es Ihnen (gemeinsam) gelingen, die Folgen der Herzerkrankung erfolgreich zu bewältigen und Ihr Leben mit neuer Hoffnung zu erfüllen.

Vielleicht haben Sie nach Lesen dieses Buches Kommentare, Anregungen oder Kritikpunkte? Ich freue mich über jeden konstruktiven Beitrag, der mich motiviert, Geschriebenes zu überdenken und es ein nächstes Mal zu verbessern. Gerne können Sie sich mit mir in Verbindung setzen unter info@psychokardiologie-duesseldorf.de.

Ihr
Michael Stimpel

Serviceteil

© Springer-Verlag GmbH Deutschland, ein Teil von Springer Nature 2018
M. Stimpel, *Leben mit Herzerkrankungen*
https://doi.org/10.1007/978-3-662-55990-1

Hilfreiche Adressen und vertiefende Literatur für Patienten

Hilfreiche Adressen

Therapeutensuche

■■ **Psychologische Psychotherapeuten**
Bundespsychotherapeutenkammer, BPtK,
Klosterstr. 64, 10179 Berlin
Tel.: 030 278785-0
Internetlink: http://www.bptk.de/

Weiterleitung an die Psychotherapeutenkammern der Bundesländer:
http://www.bptk.de/service/therapeutensuche.html

■■ **Psychologische und ärztliche Psychotherapeuten**
Kassenärztliche Bundesvereinigung (KBV)
Internetlink: http://www.kbv.de

Weiterleitung an die KV der Bundesländer:
http://www.kbv.de/html/arztsuche.php

Pro Psychotherapie e.V., Landwehrstr. 35,
80336 München
Telefon: 089 / 72997536
Internetlink: www.therapie.de/psyche/info

■■ **Psychokardiologisch tätige ärztliche und psychologische Psychotherapeuten**
Informationsportal Psychokardiologie
Internetlink: http://www.psychokardiologie.org/

Herzgruppen

Deutsche Gesellschaft für Prävention und Rehabilitation von Herz-Kreislauferkrankungen e.V., Friedrich-Ebert-Ring 38, 56068 Koblenz
Telefon: 02 61/ 30 92 31
Internetlink: www.dgpr.de

Weiterleitung an die Herzgruppen der Bundesländer:
http://www.dgpr.de/herzgruppen/herzgruppenverzeichnisse-nach-bundeslaendern.html

Selbsthilfegruppen

Informationsportal Psychokardiologie
Internetlink: http://www.psychokardiologie.org/selbsthilfe.htlm

Deutsche Herzstiftung e. V.
Internetlink: https://www.herzstiftung.de/selbsthilfegruppen.html

NAKOS
Nationale Kontakt- und Informationsstelle zur Anregung und Unterstützung von Selbsthilfegruppen
Otto-Suhr-Allee 115, 10585 Berlin-Charlottenburg
Telefon 030 | 31 01 89 80
Internetlink: www.nakos.de

Weiterleitung an einzelne Herzgruppen:
https://www.nakos.de/informationen/basiswissen/gruppe-finden/

Selbsttests

Selbsttests ersetzen keineswegs eine professionelle Diagnose, sollten aber in Abhängigkeit vom Ergebnis veranlassen, zeitnah einen Arzt aufzusuchen. Nachfolgend einige indikationsbezogene Links:

Herzangst
 (spezieller Fragebogen für Herzpatienten):
- https://www.zpid.de/pub/tests/
  PT_9005128_HAF-17_Fragebogen.docx

Burn-out:
- https://www.therapie.de/psyche/info/test/
  weitere/burn-out-test/
- https://gezeitenhaus.de/burn-out-test.html

Panikstörung:
- https://www.klinik-friedenweiler.de/
  online-selbsttests/panikstoerung-selbst-
  test/

Depression:
- https://www.therapie.de/psyche/info/test/
  depressionen/depression-test/
- https://www.klinik-friedenweiler.de/
  online-selbsttests/depression-selbsttest/

PTBS:
- https://www.therapie.de/psyche/info/test/
  depressionen/depressive-episode/
- https://www.klinik-friedenweiler.de/
  online-selbsttests/ptbs-selbsttest/

Vertiefende Literatur für Patienten

■■ Herzrhythmusstörungen
Muth-Seidel, D, Langes K, Stretz A, Herrmann-Lingen C (2013) Leben mit Herzrhythmusstörungen. Hilfe und Selbsthilfe bei Angst, Depression und Trauma. Borgmann, Basel

■■ Depression
Hegerl U, Niescken A (2013). Depressionen bewältigen. Die Lebensfreude wiedergewinnen. Trias, Stuttgart

■■ Angst
Tewes U (2011) Die Angst des Herzpatienten. Ängste und Angstverarbeitung bei Herzerkrankungen. Kohlhage, Bergisch Gladbach

■■ Stress
Kaluza G (2018) Gelassen und sicher im Stress. Springer, Heidelberg, Berlin

■■ Psychotherapie (allgemein)
Broda M, Dinger-Broda A (2015) Wegweiser Psychotherapie. Wie sie wirkt, wem sie hilft, wann sie schadet. Thieme, Stuttgart

■■ Entspannung
Krampen G (2012) Progressive Relaxation. Ein alltagsnahes Übungsprogramm. Hogrefe, Göttingen

■■ Medikamente zur Behandlung psychischer Erkrankungen
Dreher J (2015) Psychopharmakotherapie griffbereit. Schattauer, Stuttgart

■■ Bluthochdruck
Rubin AL (2013) Blutdruck senken – für Dummies (2. Aufl). Wiley, Weinheim

■■ Herzinfarkt
Mathes P, Schwab B (2017) Ratgeber Herzinfarkt. Herzinfarkt vermeiden – früh erkennen – rasch behandeln. Springer, Berlin, Heidelberg

Literaturverzeichnis

Albus C, Ladwig K-H, Herrmann-Lingen C (2014) Psycho-kardiologie: praxisrelevante Erkenntnisse und Handlungsempfehlungen. Dtsch med Wochenschr 139: 596–601

Albus C, Barkhausen J, Flecke E, et al. (2017) Diagnostik der chronischen koronaren Herzkrankheit. Dtsch Ärztebl 117: 712–719

Bardé B, Jordan J (2015) Klinische Psychokardiologie. Beiträge zur Psychotherapie von Herzkranken. Brandes & Apsel, Frankfurt a. M.

Baune BT, Tully PJ (2016) Cardiovascular diseases and depression. Treatment and prevention in psycho-cardiology. Springer, Berlin Heidelberg.

Benkert O, Hautzinger M, Graf-Morgenstern M (Hrsg) (2016) Psychopharmakologischer Leitfaden für Psychologen und Psychotherapeuten. Springer, Berlin Heidelberg

Bernstein DA, Borkovec TD (2013) Entspannungs-training. Handbuch der progressiven Muskel-entspannung. Klett-Cotta, Stuttgart

Blum U, Meyer H, Beerbaum P (2016) Ratgeber ange-borene Herzfehler bei Kindern. Springer, Berlin Heidelberg

Bretschneider J, Kuhnert R, Hapke U (2017) Depressive Symptomatik bei Erwachsenen in Deutschland. J Health Monitor 2: 81–88

Cuijpers P, Sijbrandij M, Koole SL, et al. (2013) The efficacy of psychotherapy and pharmacotherapy in treating depressive and anxiety disorders: a meta-analysis of direct comparisons. World Psychiatry 12: 137–148

Denollet J, Schiffer AA, Spek V (2010) A general propen-sity to psychological distress affects cardiovascular outcomes. Evidence from research on the type D (distressed) personality profile. Circ Cardiovasc Qual Outcomes 3: 546–557

DGPPN, BÄK, KBV, AWMF (Hrsg) für die Leitliniengruppe Unipolare Depression (2017) S3-Leitlinie/Nationale VersorgungsLeitlinie Unipolare Depression – Kurzfassung, 2. Auflage. Version 1

Engel GL (1977) The need for a new medical model: a challenge for biomedicine. Science 196:129–136

Fiedler P (2010) Verhaltenstherapie mon amour. Mythos – Fiktion – Wirklichkeit. Schattauer, Stuttgart

Fishta A, Backé E-A (2015) Psychosocial stress at work and cardiovascular diseases: an overview of sys-tematic reviews. Int Arch Occup Environ Health 88: 997–1014

Flesch G (2011) Erworbene Herzklappenfehler. In: Erd-mann E (Hrsg) Klinische Kardiologie. Krankheiten des Herzens. Springer, Berlin Heidelberg, S 425–452

Gander ML, Känel R von (2006). Myocardial infarction and post-traumatic stress disorder: frequency, outcome, and atherosclerotic mechanisms. Eur J Cardiovasc Prev Rehabil 13: 165–172

Grawe K (2004) Neuropsychotherapie. Hogrefe, Göttingen

Hase M, Leutner S, Tumani V, Hofmann A (2013) Eye Movement Desensitization and Reprocessing (EMDR): Eine ungewöhnliche Form der Psycho-therapie. Dtsch Ärzteblatt PP 11: 512–514

Hautzinger M (2013) Kognitive Verhaltenstherapie bei Depressionen, 7. Aufl. Beltz, Weinheim, Basel

Hegerl M, Althaus D, Reiners H (2005) Das Rätsel Depression: Eine Krankheit wird entschlüsselt. Beck, München

Herrmann-Lingen C (2008) Psychosomatik der koronaren Herzkrankheit. Psychotherapeut 53: 143–156

Herrmann-Lingen C (2011) Psychosomatik der Herz-insuffizienz. Alles nur Depression? Herz 36: 135–141

Herrmann-Lingen C, Albus C, Titscher G (2014) Psycho-kardiologie – Ein Praxisleitfaden für Ärzte und Psychologen, 2. Aufl. Deutscher Ärzteverlag, Köln

Herrmann-Lingen C, Beutel ME, Bosbach A, et al. (2016) A Stepwise Psychotherapy Intervention for Reduc-ing Risk in Coronary Artery Disease (SPIRR-CAD): Results of an Observer-Blinded, Multicenter, Ran-domized Trial in Depressed Patients With Coronary Artery Disease. Psychosom Med 78:704–715

Hildebrand R (2010) Organe des Blutkreislaufes In: Zilles K, Tillmann BN (Hrsg) Anatomie. Springer, Berlin Heidelberg, S 324–354

Hofmann A (2014) EMDR. Praxishandbuch zu Behand-lung traumatisierter Menschen. Thieme, Stuttgart, New York

Hoppe UC (2011) Rhythmusstörungen des Herzens. In: Erdmann E (Hrsg) Klinische Kardiologie. Krank-heiten des Herzens. Springer, Berlin Heidelberg S 73–112

Hoppe UC, Erdmann E (2011) Chronische Herzinsuffi-zienz. In: Erdmann E (Hrsg) Klinische Kardiologie. Krankheiten des Herzens. Springer, Berlin Heidel-berg, S 123–180

Hoyer J (2003) Herzangstfragebogen (HAF). In: Hoyer J, Margraf J (Hrsg) Angstdiagnostik. Grundlagen und Testverfahren. Springer, Berlin, S 485–488

Köllner V (2013) Posttraumatische Belastungsstörungen bei körperlichen Erkrankungen und medizinischen Eingriffen. In: Maercker A (Hrsg) Posttraumatische Belastungsstörungen. Springer, Berlin Heidelberg, S 441–453

Kübler-Ross E (2014) Interviews mit Sterbenden (Original Ausgabe: On Death and Dying 1969). Kreuz-Verlag, Freiburg i. Br.

Ladwig K-H, Baumert JJ, Marten-Mittag B, et al. (2017) Room for depressed and exhausted mood as a risk predictor for all-cause and cardiovascular mortality beyond the contribution of the classical somatic risk factors in men. Atherosclerosis 257: 224–231

Lam RW, Levitt AJ, Levithan RD, et al. (2016) Efficacy of bright light treatment, Fluoxetine, and the combination in patients with nonseasonal major depressive disorder. A Randomized Clinical Trial. JAMA Psychiatry 73: 56–63.

Maercker A, Bromberger F (2005) Checklisten und Fragebogen zur Erfassung traumatischer Ereignisse in deutscher Sprache. Trierer Psychologische Berichte, Heft 2, S 1–40

Maerker A (2013) Systematik und Wirksamkeit der Therapiemethoden. In: Maerker A (Hrsg) Posttraumatische Belastungsstörungen. Springer, Berlin Heidelberg, S 149–158

Maiti A, Dhoble BSA (2017) Images in clinical medicine: Takotsubo cardiomyopathy. NEJM 377: e24

Münker-Kramer E (2014) Phobien und Panikstörungen. In: Hofmann A (Hrsg) EMDR – Praxishandbuch zur Behandlung traumatisierter Patienten. Thieme, Stuttgart, New York

Nicholson A, Kuper H, Hemingway H (2006) Depression as an aetiologic and prognostic factor in coronary heart disease: a meta-analysis of 6362 events among 146 538 participants in 54 observational studies. Eur Heart J 27: 2763–2774

Regen F, Benkert O (2017) Antidepressiva. In: Benkert O, Hippius H (Hrsg) Kompendium der psychiatrischen Pharmakotherapie. Springer, Berlin Heidelberg, S 1–200

Rosenkranz, Erdmann E (2001) Herzkrankheiten und Sexualität – Gefährdung des kranken Herzens durch Sexualität oder Gefährdung der Sexualität durch das kranke Herz. In: Rauch B, Held K (Hrsg) Der schwerkranke und multimorbide Herzpatient – Eine Herausforderung für die kardiologische Rehabilitation. Steinkopff, Darmstadt

Rudolf S, Bermejo I, Schweiger U, et al. (2006) Diagnostik depressiver Störungen. Dtsch Arztebl 103: 1754–1756

Schützwohl M, Haase A (2013) Diagnostik und Differenzialdiagnostik. In: Maercker A (Hrsg) Posttraumatische Belastungsstörungen. Springer, Berlin Heidelberg, S 95–120

Shalev A, Liberzon I, Marmar C (2017) Post-Traumatic Stress Disorder. N Engl J Med 376: 2459–2469

Shapiro F (2001) Eye Movement Desensitization and Reprocessing. Basic principles, protocols, and procedures. The Guilford Press, New York

Smeijers L, Szabó BM, van Dammen L, et al. (2015) Emotional, neurohormonal, and hemodynamic responses to mental stress in Tako-Tsubo cardiomyopathy. Am J Cardiol 115: 1580–1586

Steffel J, Lüscher TF (2011) Herz-Kreislauf. Springer, Heidelberg.

Stimpel M (2001) Arterielle Hypertonie. Differenzialdiagnostik und -therapie. Steinkopff, Darmstadt

Tawakol A, Ishai A, Takx RAP, et al (2017) Relation between resting amygdalar activity and cardiovascular events: a longitudinal and cohort study. Lancet 389: 834–845

Templin C, Ghadri JR, Diekmann J et al. (2015) Clinical Features and Outcomes of Takotsubo (Stress) Cardiomyopathy. N Engl J Med 373: 929–938

Tewes U (2011) Die Angst des Herzpatienten. Ängste und Angstverarbeitung bei Herzerkrankungen. Kohlhage, Bergisch Gladbach

Titscher G (20011) Praxisfelder in der Psychokardiologie. In: Albus C, Köllner V (Hrsg) Psychotherapie im Dialog – Psychokardiologie. Thieme, Stuttgart, S 8–12

Trautmann S, Beesedo-Baum K, Knappe S, et al. (2017) Behandlung depressiver Störungen in der primärärztlichen Versorgung. Dtsch Ärztebl 117: 721–728

Waller C, Bauersachs J, Hoppmann U, et al. (2016) Blunted cortisol stress response and depression-induced hypocortisolism is related to inflammation in patients with CAD. J Am Coll Cardiol 67: 1124–6

Wittchen HU, Jacobi F, Klose M, Ryl L (2010) In: Robert Koch-Institut (Hrsg) Gesundheitsberichterstattung des Bundes, Heft 5. Depressive Erkrankungen. Robert-Koch-Institut, Berlin: S 1–46

Wittstein I (2008) Acute stress cardiomyopathy. Curr Heart Fail Rep 5: 61–68

Wulsin LR, Singal BM (2003) Do depressive symptoms increase the risk for the onset of coronary disease? A systematic quantitative review. Psychosom Med 65: 201–210

Weiss DS, Marmar CR (1996) The Impact of Event Scale – Revised. In: Wilson JP, Keane TM (eds) Assessing psychological trauma and PTSD. Guilford, New York, pp 399–411

Sachverzeichnis

Ihr Bonus als Käufer dieses Buches

Als Käufer dieses Buches können Sie kostenlos das eBook zum Buch nutzen.
Sie können es dauerhaft in Ihrem persönlichen, digitalen Bücherregal
auf **springer.com** speichern oder auf Ihren PC/Tablet/eReader downloaden.

Gehen Sie bitte wie folgt vor:

1. Gehen Sie zu **springer.com/shop** und suchen Sie das vorliegende Buch
   (am schnellsten über die Eingabe der eISBN).
2. Legen Sie es in den Warenkorb und klicken Sie dann auf:
   zum Einkaufswagen / zur Kasse.
3. Geben Sie den untenstehenden Coupon ein. In der Bestellübersicht wird
   damit das eBook mit 0 Euro ausgewiesen, ist also kostenlos für Sie.
4. Gehen Sie weiter **zur Kasse** und schließen den Vorgang ab.
5. Sie können das eBook nun downloaden und auf einem Gerät Ihrer Wahl lesen.
   Das eBook bleibt dauerhaft in Ihrem digitalen Bücherregal gespeichert.

EBOOK INSIDE

eISBN	978-3-662-55990-1
Ihr persönlicher Coupon	7jSj4RB8sNjkcQP

Sollte der Coupon fehlen oder nicht funktionieren, senden Sie uns bitte
eine E-Mail mit dem Betreff: **eBook inside** an **customerservice@springer.com**.